知って防ごう熱中症

正しい予防と迅速な処置のために

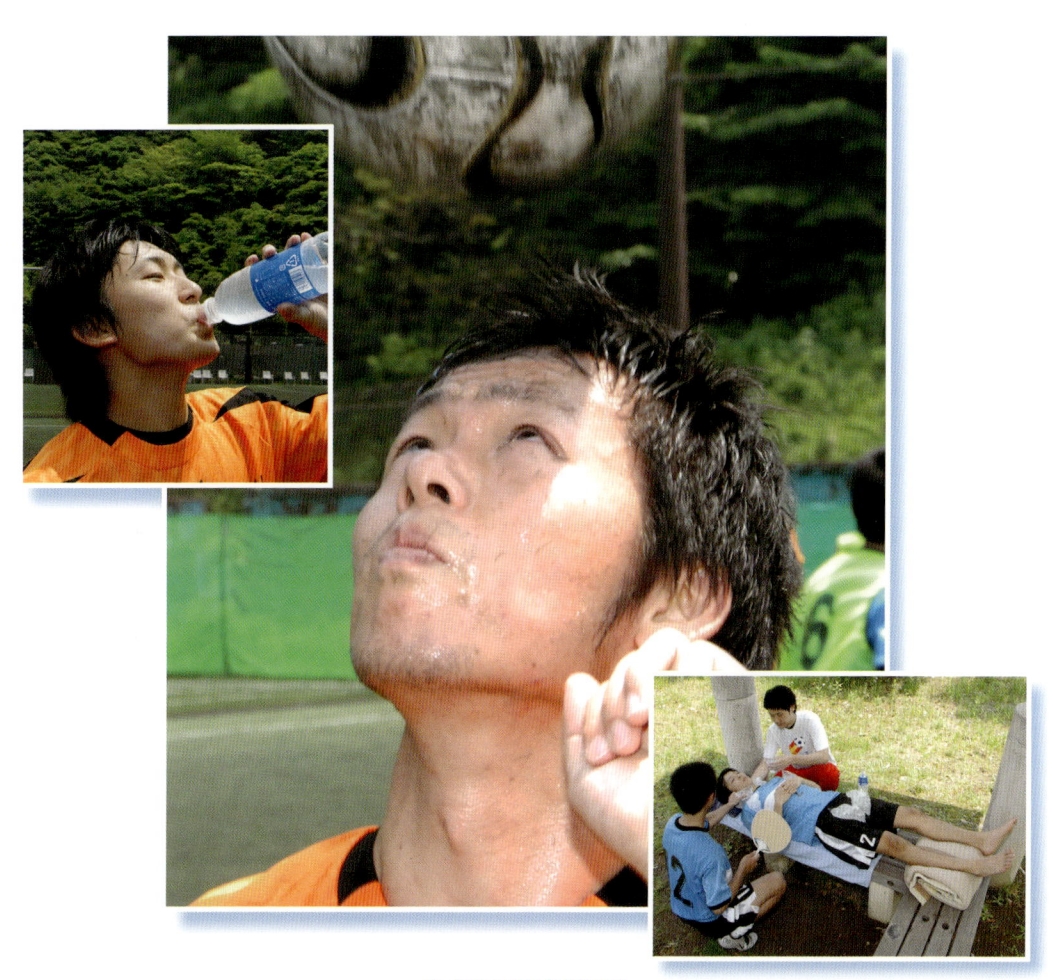

少年写真新聞社

目　次

はじめに ― わたしたちをとりまく環境の変化と熱中症 ―
- 地球温暖化・ヒートアイランド現象 ………………………………………… 4
- 熱中症が増えている？ ………………………………………………………… 5
- 生活様式の変化と体温調節機能の発達 ……………………………………… 6

第1章　熱中症について

①体温調節と熱中症 ──────────────────────── 8
- 熱中症とは？ …………………………………………………………………… 8
- 体温調節の基礎知識 …………………………………………………………… 9
- 運動と発汗 ……………………………………………………………………… 10
- 脱水と体温上昇 ………………………………………………………………… 11

②病態と重症度 ────────────────────────── 12
- Ⅰ度（軽症）熱失神 …………………………………………………………… 12
- 　　　　　　熱けいれん ……………………………………………………… 13
- Ⅱ度（中等症）熱疲労 ………………………………………………………… 14
- Ⅲ度（重症）熱射病 …………………………………………………………… 15

③熱中症になりやすいのはどんな環境か？ ─────────────── 16
- 気温・湿度が高いとき ………………………………………………………… 16
- 風がないとき …………………………………………………………………… 17
- 日差しが強い・照り返しが強いとき ………………………………………… 18
- 急に暑くなったとき …………………………………………………………… 19

【熱中症による死亡事故例：スポーツ練習中の事故】　20

第2章　熱中症の予防

①環境温度と熱中症 ──────────────────────── 22
- 熱中症の予防8か条 …………………………………………………………… 22
- 暑熱環境指標：湿球黒球温度（WBGT）とは？ …………………………… 23
- 　環境温度と熱中症の発生 …………………………………………………… 24
- 　どんな季節・時刻に起こっているのか？ ………………………………… 25

②暑熱順化と熱中症 ──────────────────────── 26
- 暑さや運動になれていないと危険 …………………………………………… 26
- 暑さへのならし方 ……………………………………………………………… 27

③運動種目と熱中症 ──────────────────────── 28
- 熱中症になるのはどんなスポーツが多いのか？ …………………………… 28

熱中症予防運動指針 ……………………………………………………… 29
④水分補給の仕方・休憩の取り方 ―――――――――― 30
　　運動時の水分 ………………………………………………………………… 30
　　　　スポーツ飲料と水、お茶、炭酸飲料 ……………………………… 31
　　効果的な水分の摂取方法 …………………………………………………… 32
　　競技時の水分補給 …………………………………………………………… 33
　　効果的な休憩の取り方 ……………………………………………………… 34
　　学校行事の留意点 …………………………………………………………… 35
⑤どんな人が熱中症になりやすいか？ ――――――――― 36
　　肥満と熱中症 ………………………………………………………………… 36
　　頑張りすぎや無理は危険 …………………………………………………… 37
　　障害者と熱中症 ……………………………………………………………… 37
　　体調が悪いときは要注意 …………………………………………………… 38
　　日常生活と熱中症 …………………………………………………………… 39
　　高齢者・乳幼児と熱中症 …………………………………………………… 40
⑥服装と熱中症 ―――――――――――――――――― 41
　　着衣条件による体温調節の違い …………………………………………… 41
　　着衣と熱の放散 ……………………………………………………………… 42
　　衣服の着方や色 ……………………………………………………………… 43
　　　【熱中症による死亡事故例：学校行事中の事故】　44

第3章　熱中症になったときの対応

①熱失神・熱けいれんの応急処置 ――――――――――― 46
②熱疲労の応急処置 ―――――――――――――――― 48
③熱射病の応急処置 ―――――――――――――――― 50
④＜まとめ＞熱中症は予防できる ――――――――――― 52
クイズ　熱中症の基礎知識 ……………………………………………………… 54
　　　【熱中症による死亡事故例：幼児や高齢者の事故】　56

おわりに　57
付録1：見逃さないで！　熱中症のサイン　58
付録2：熱中症危険度チェックシート　59
索引　60
参考文献・資料　62
著者紹介　63

ぼくたちといっしょに勉強しよう！

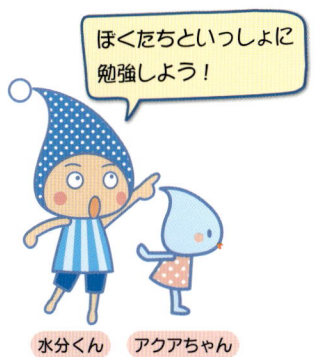

水分くん　　アクアちゃん

はじめに
― わたしたちをとりまく環境の変化と熱中症 ―

地球温暖化・ヒートアイランド現象

　地球の気温は、この100年間で約0.4℃〜0.8℃上昇しており、「地球温暖化」が進んでいます。この地球温暖化現象は、主に二酸化炭素ガスの排出による温室効果ガスの増加が原因で、海面水位の上昇による土地の喪失、豪雨や干ばつなどの異常気象の増加、生態系への影響や砂漠化現象、農業生産や水資源への影響、さらには健康への影響など、人間生活への様々な悪影響が問題となっています。

　さらに都市部においては、人口の集中、エアコン使用などの生活電気消費量の増加、高層ビル建築の増加などが原因となって気温上昇や異常気象をもたらすという、「ヒートアイランド現象」も重なり、特に1980年以降気温上昇傾向が助長されているのが現状です。1980年に比べ、2004年の（最高）気温30℃以上の総日数は、明らかに増加しています。

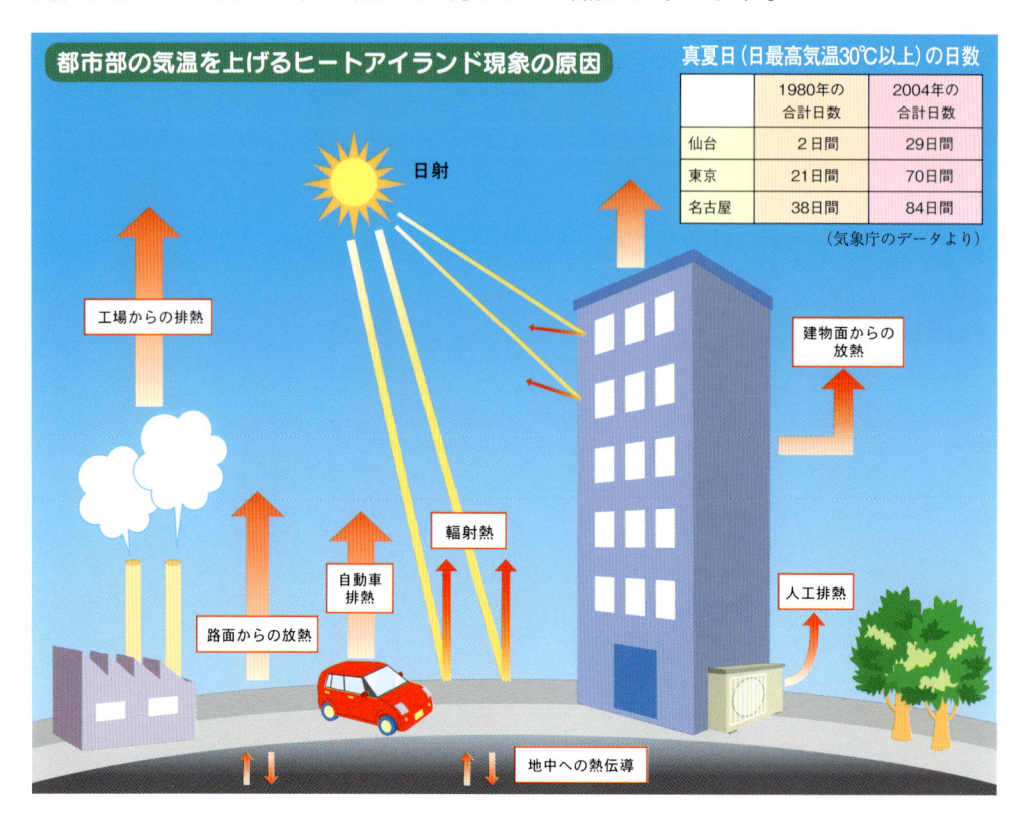

都市部の気温を上げるヒートアイランド現象の原因

真夏日（日最高気温30℃以上）の日数

	1980年の合計日数	2004年の合計日数
仙台	2日間	29日間
東京	21日間	70日間
名古屋	38日間	84日間

（気象庁のデータより）

- 日射
- 工場からの排熱
- 建物面からの放熱
- 輻射熱
- 自動車排熱
- 路面からの放熱
- 人工排熱
- 地中への熱伝導

熱中症が増えている？

　地球温暖化現象、ヒートアイランド現象による健康障害の例として熱中症の増加が挙げられます。下図は1968年以降の厚生労働省の統計データを基に作成された、熱中症死亡者数の年次推移を示したものです。1968年から2009年までに約7600件を示していますが、最高気温が上昇した1994年に589件と急増し、その後も熱中症死亡者数は増加傾向にあることが分かります。発症数の増加には、気温の上昇が大きく関与していると思われますが、一方で暑さに対する抵抗力の低下などわたしたちのからだの変化も一因ではないかと考えられています。

　また、年齢や性別で見ると、0〜4歳、15〜19歳、30歳以降、特に65歳以上において熱中症の発生が多くなっています。このうち15〜19歳の熱中症発生は主に中・高校生のスポーツ活動中に発生したもので、男性が多く、女性の約12倍になっています。また近年は、このスポーツ活動中の熱中症発生が低年齢層においても見られるようになっており、危惧されています。

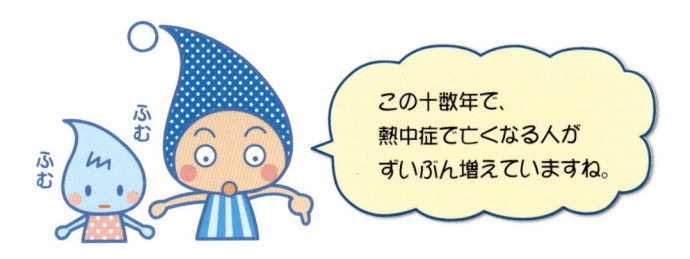

> この十数年で、熱中症で亡くなる人がずいぶん増えていますね。

年代別男女別熱中症死亡者数と東京の最高気温（1968年〜2009年）

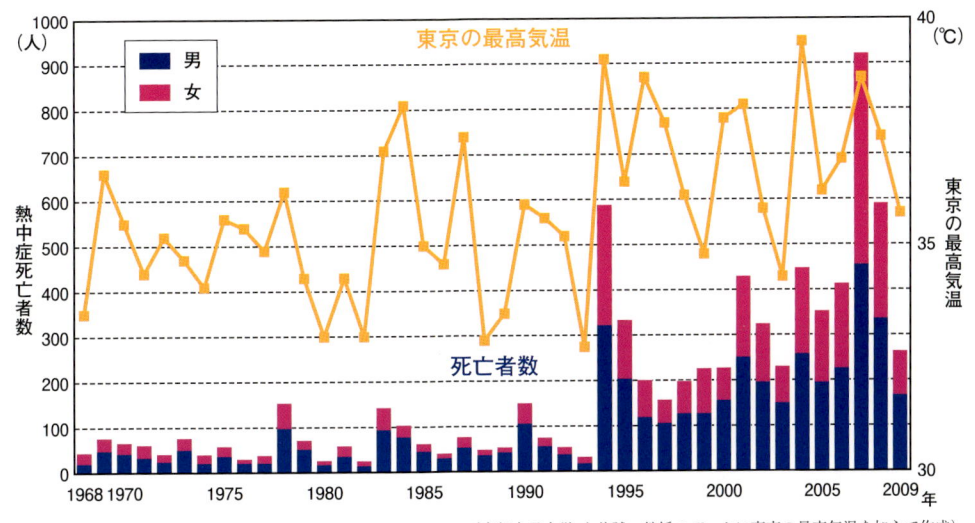

（京都女子大学 中井誠一教授のデータに東京の最高気温を加えて作成）

生活様式の変化と体温調節機能の発達

　現代社会は、生活環境の快適性を求め、ここ50年の間に急速に生活スタイルが変化しました。効率性や利便性ばかりを追い求めた結果、自動車やテレビゲームなどの普及は運動不足をもたらし、現代生活習慣病と言われるような疾病が増えてきました。このように、わたしたちのからだは様々な形で環境に影響されています。

　発育期の子どもの熱中症発生にも、このような生活スタイルの変化が何らかの形で影響しているようです。熱中症の発生を防ぐためには、体温調節機能（p. 9参照）が正常に働くことが必要です。子どもの体温調節機能、特に暑さに対する発汗機能の発達は、12歳前後の思春期以降に完成し、成人とほぼ同様の調節機能を持つようになります。体温調節機能が正しく発達するためには、適当な温度刺激環境が必要です。適当な温度刺激環境とは、体温を上げたり下げたりするようなストレスが適度に身体にかかる環境を意味します。運動をしてからだが熱くなった経験は誰にでもあると思いますが、運動は大きな温度ストレスです。また、冬や夏の自然の寒さ・暑さもそうです。発育期の子どものからだは、このような温度刺激を受けながら、その刺激に耐えられるように体温調節機能を身に付けていくのです。

　しかし、前述したような生活様式の変化は、発育期の子どもが温度ストレスを受ける機会を減らし、夏や冬の暑さ・寒さに抵抗する能力の発達を妨げているようです。その結果として、体温調節機能がうまく育たず、子どもの熱中症が増加しているのかもしれません。

日本における日常生活の変化

年	出来事
1945頃	第二次世界大戦終結
1950年代	栄養摂取量の改善
1960年代	テレビの普及
1960年代後半	自動車の普及
1970年代	夏季最高気温の上昇／学習塾増加
1980年代	冷房の普及／リモコンの普及
1990年代	テレビゲームの普及／ファストフード産業増加
2000年頃	パソコンの普及／携帯電話の普及

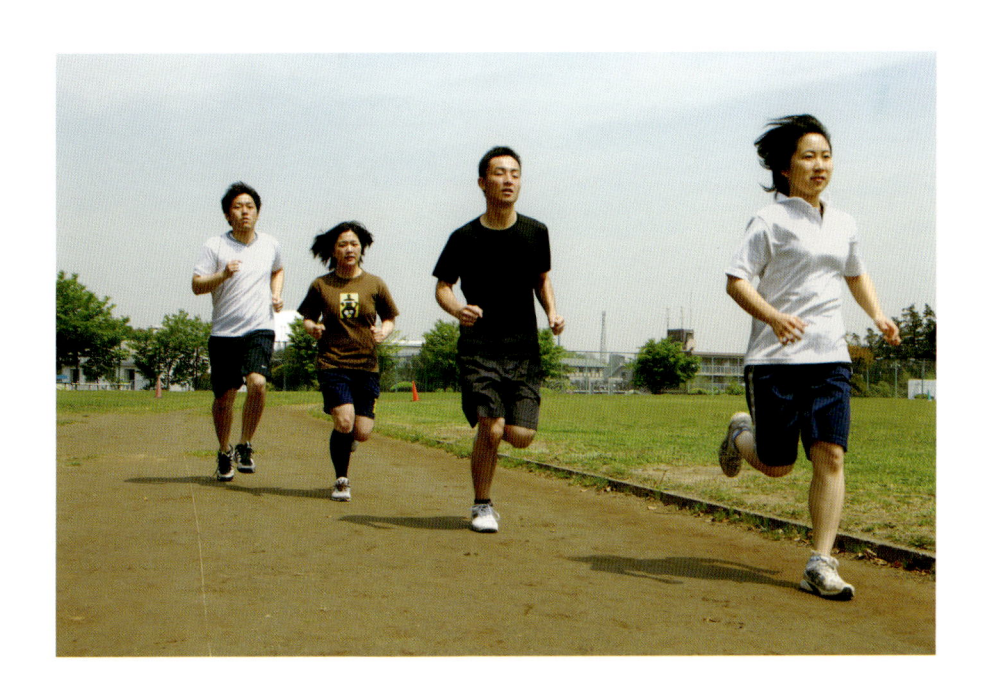

第1章
熱中症について

1 体温調節と熱中症

◆ ポイント ◆
* 高温環境とスポーツ活動などで起こる熱中症
* 発汗は暑熱環境における唯一の熱放散※手段
* 脱水と塩分低下は危険

熱中症とは？

　高温環境やスポーツ活動などによる温熱ストレスがからだにかかると、ヒトは、体温調節機能により、皮膚血管を広げたり発汗したりするなどの反応を起こして、体温を一定範囲内に保とうとします。しかし、温熱ストレスがあまりにも強いと、脱水、塩分欠乏、高体温となり、さらには体温調節機能自体が破たんするといった障害が生じます。

　これらの障害の総称を「熱中症」と呼んでおり、その名のとおり「熱に中ったことによる疾病」です。20年ほど前までは「熱中症」よりもむしろ「日射病」という言葉が広く使われていました。「日射病」は、屋外での太陽からの日射が原因で生じる障害を示す言葉として使用されていましたが、近年では日射のない屋内での温熱ストレスによる障害も含めた、より幅広い意味を持つ「熱中症」という言葉を使用するようになりました。

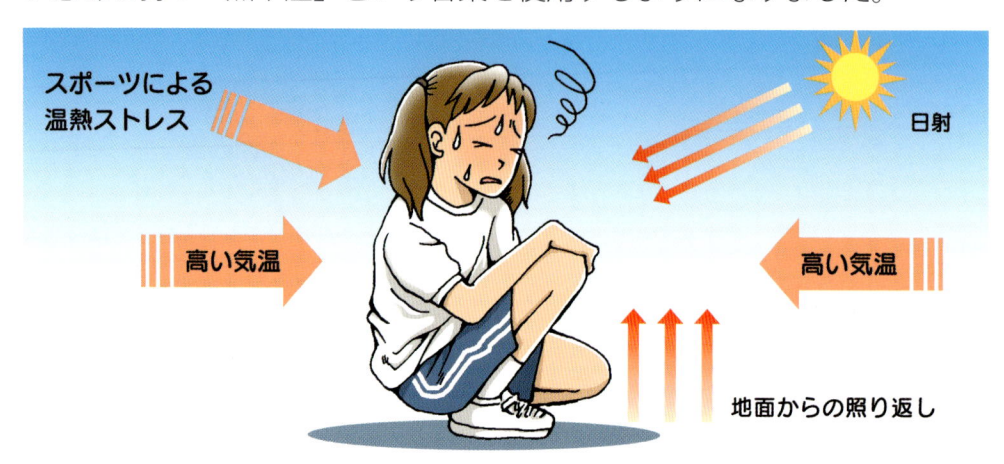

※熱放散＝体内の熱を体外に放出することを熱放散と呼ぶ。

体温調節の基礎知識

ヒトは恒温動物と言い、体温をある一定範囲内に保つように自ら調節しながら生きています。皮膚や体内の様々な部位（脳、内臓、筋、関節など）には、からだの内や外の温度を感知する温度受容器があり、受け取った情報は体温調節中枢である視床下部に神経伝達されます。その情報は脳の視床下部において統合され、体温を一定範囲内に維持するために様々な調節反応を起こします。

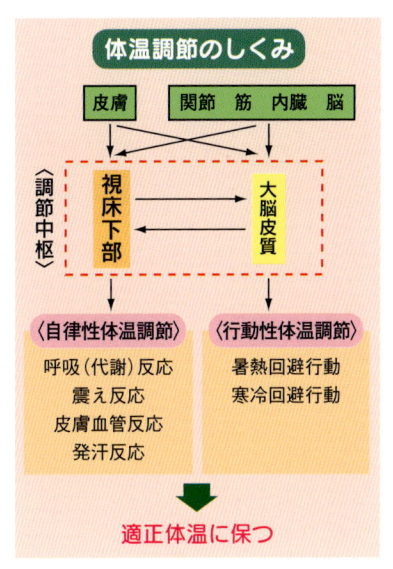

体温調節反応には自律性調節反応と行動性調節反応があります。例えば、寒くて体温が低下する状態になると、体内で作りだす熱量を増やそうと代謝量を増加させる＜震え反応＞※や＜非震え反応＞※を引き起こします。また、皮膚血管は収縮して熱放散量を最小限にし、体温を逃がさないようにします。一方、暑い環境では、熱放散量を増加させるために皮膚血管は拡張し、発汗反応が起きます。これらが自律性調節反応と呼ばれるものです。

さらに、これらの自律性調節反応と共に、寒いときに着衣を多くしたり、暑いときに冷房を入れたりすることを行動性調節反応と言います。

このように、ヒトは自律性および行動性調節でからだの熱の産生量と放散量のバランスを取りながら、体温を一定に保っています。

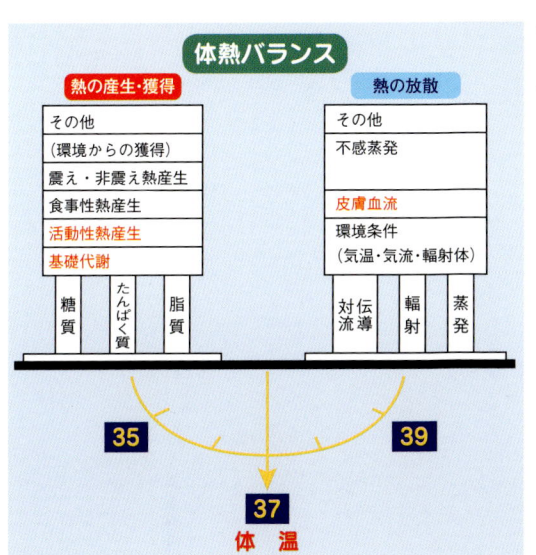

※震え反応＝骨格筋を周期的に反復して収縮させることにより、効果的に体内に熱を作るからだの反応。
※非震え反応＝「震え」によらない熱を作る反応ということから、この名称が付けられている。具体的には、ノルアドレナリンと呼ばれる物質により、代謝が増加する反応。

運動と発汗

運動は体内の熱産生量を急激に増加させます。たとえば、体重50kgの人がやや激しい運動を1時間行うと、総熱量は約500kcalになります。ヒトの場合、運動時には総熱量の20％程度（100kcal）しか筋肉を収縮させるための仕事には使えず、残りの約80％(400kcal)は体内で熱に変わるため、運動1時間で体温を10℃も上げる熱が産生されてしまうことになります。ヒトをはじめとして生物のからだ（細胞）は、たんぱく質でできています。たんぱく質は熱に弱く、42℃以上の温度で不可逆的※に変性し、生命を維持することはできません。

そこで、暑熱環境での運動時には、熱を放散する必要があります。その唯一有効な自律性熱放散手段は発汗です。前述したように、ヒトの発汗機能は思春期以降に完成し、また、習慣的に汗をかく機会が多いと、発汗機能も活発になります。運動中の発汗量としては、1時間に2ℓ、1日に10ℓも汗をかくことができると報告されています。

汗をかくことを嫌う若者が増えていますが、汗をかけるということは熱中症になりにくいからだづくりに不可欠の要素です。

汗が蒸発し、気化するときに熱を奪う

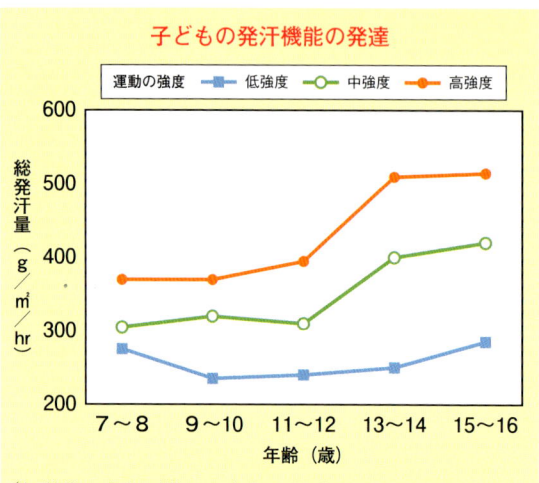

子どもの発汗機能の発達

（Araki T., et al: Age differences in Sweating during Muscular Exercise. Jpn. J. Phys. Fitness Sports Med., 28:239-248, 1979）

※不可逆的＝一度変化すると元には戻れない状態のこと（反意語＝可逆的）。

第1章　熱中症について

脱水と体温上昇

　汗には、水、電解質（イオン：ナトリウム、カリウム、カルシウム、マグネシウム）が含まれています。汗をかけば、これらのからだに必要な成分が失われることになります。ヒトのからだの水分量（体重比）は、乳児では70〜80％、成人では約60％、高齢者においては約50％と年齢に応じて変動します。これらの体水分は、恒常性※の維持機構により1日の中での水分排泄量と水分摂取量がほぼ同じとなるようにバランスが取られています。しかし、暑熱環境における激しい運動時には、多量の発汗により水分の恒常性を維持できずに脱水状態に陥ってしまいます。脱水の指標（目安）は、体重に対する減少率で表します。体重1％の脱水は約0.3℃の体温上昇を招きます。

　体重の2％以上の脱水が起こると、体温調節機能や運動機能が低下します（p.15）。熱中症を予防するために、体重の減少が2％を超えないようにすることが必要です。

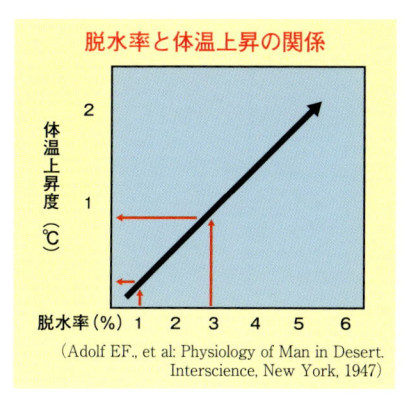

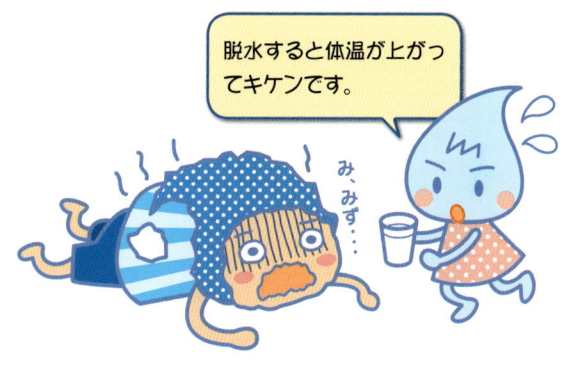

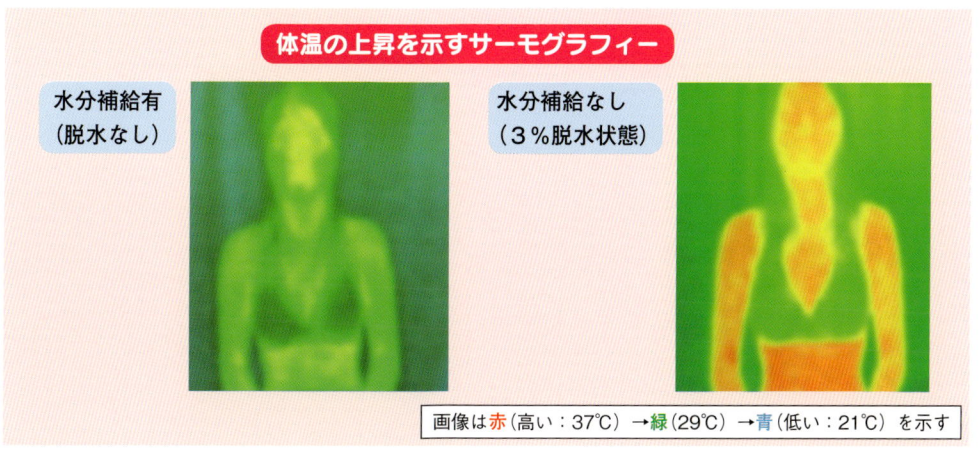

脱水率と体温上昇の関係

(Adolf EF., et al: Physiology of Man in Desert. Interscience, New York, 1947)

脱水すると体温が上がってキケンです。

み、みず…

体温の上昇を示すサーモグラフィー

水分補給有（脱水なし）

水分補給なし（3％脱水状態）

画像は赤（高い：37℃）→緑（29℃）→青（低い：21℃）を示す

※恒常性＝常に一定に保とうとすること。ここでは、体内の水分をいつも同じ量に調節するように、排泄量と摂取量のバランスを取ること。

11

2 病態と重症度

◆ポイント◆
＊暑熱環境で生じるけいれんは塩分不足
＊熱中症は軽症から重症へ移行することがある

　熱中症は、いくつかの症状が重なり合って起こります。また、軽い症状から重い症状へと症状が進行する場合もあり、きわめて短時間に重症となることもあります。医学的には治療方針を立てる上で、暑熱障害として3つの病態［①熱けいれん(heat cramps)、②熱疲労(heat exhaustion)、③熱射病(heat stroke)］に分類されています。また、症状の程度から、以下のように分けられています（度数分類※）。

Ⅰ度（軽症）

＊**熱失神**（応急処置 → p.46）

【原因】暑熱環境に急激にさらされたり運動を行ったりしたとき、からだが熱を下げようとして、末梢皮膚の血管を拡張させるために血圧が低下し、脳血流量が減少して起こります。運動をやめた直後に起こることも多いとされていますが、これは運動中にあった筋肉によるポンプ作用が、運動を急にやめると止まってしまい、一時的に脳への血流が減るためです。その他、長時間の立ちっ放しや急に立ち上がったときなどに起こりやすいとされています。

【症状】顔面蒼白など顔色が悪くなったり、頻脈※で弱い拍動状態や呼吸数の増加が見られたりします。めまいや数秒間の失神などの障害が生じます。

顔面蒼白
数秒間の失神
めまい
頻脈
など

脳の血流 低下

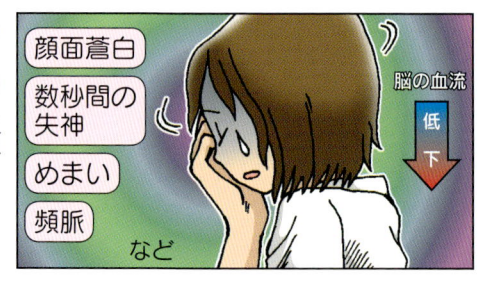

※度数分類＝熱中症を度数分類することは、安岡正蔵氏らによる。
※頻脈＝心臓の拍動数が増加すること。安静時、およそ毎分50〜70回（成人）の心拍数が、毎分100回を超える状態。

第1章 熱中症について

＊熱けいれん（応急処置 → p.47）

【原因】 暑熱環境下の運動で、多量に発汗したときに、水だけを補給した場合に起こるとされています。発汗時には水分と共に塩分などの電解質も一緒に排泄されますが、特に多量に発汗したときには、塩分の再吸収機構がうまく働かず、血液の塩分濃度（0.9％）に近い高濃度の汗を分泌します。このような状態で真水だけを飲むと血液の塩分濃度が薄まってしまうため、これ以上薄まらないようにと、水が飲めなくなってしまいます（自発的脱水現象　p.31）。その結果、筋肉の収縮に必要な塩分が不足し、けいれんが生じます。

【症状】 多量発汗、嘔気、喉渇感（喉の渇き）症状があり、体温は高めです。腹部、下肢、上肢などの痛みを伴った局部的なけいれんが特徴で、この段階では全身的なけいれんは見られません。

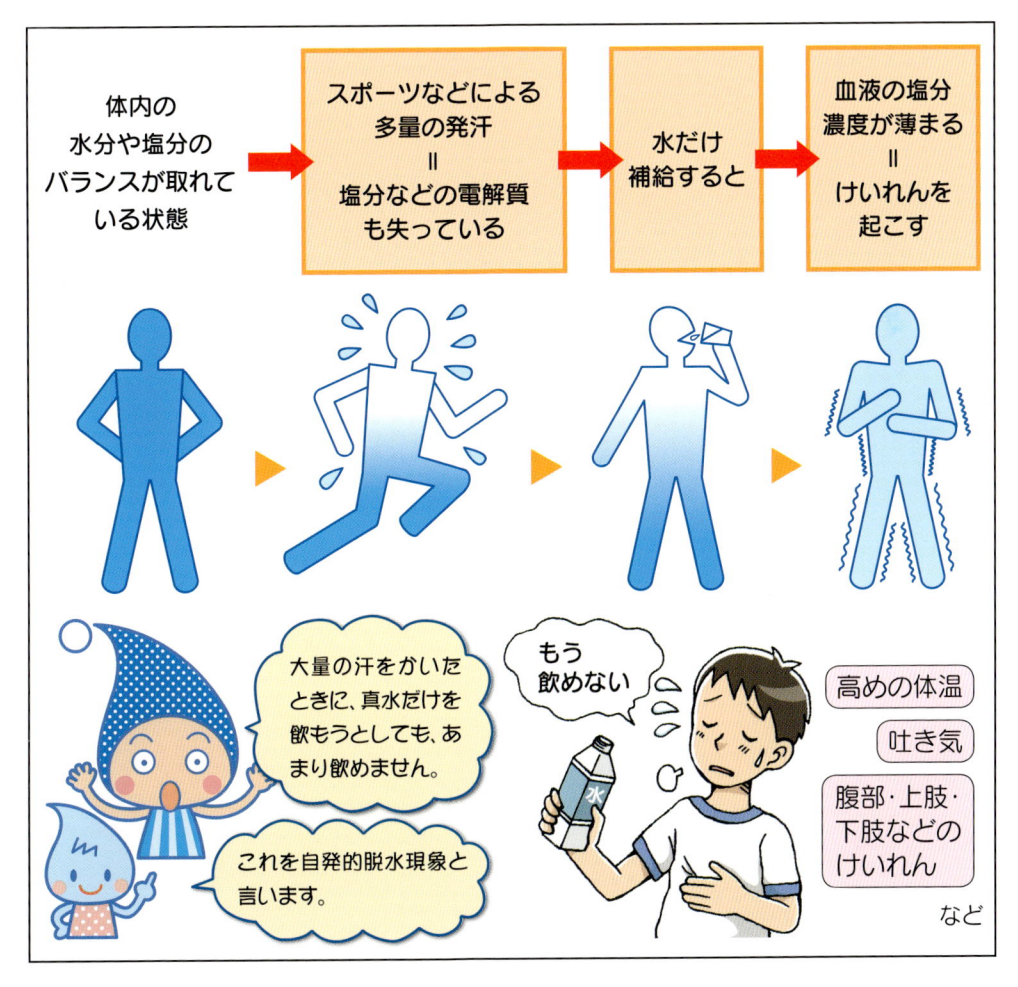

体内の水分や塩分のバランスが取れている状態 → スポーツなどによる多量の発汗 ＝ 塩分などの電解質も失っている → 水だけ補給すると → 血液の塩分濃度が薄まる ＝ けいれんを起こす

大量の汗をかいたときに、真水だけを飲もうとしても、あまり飲めません。

これを自発的脱水現象と言います。

もう飲めない

- 高めの体温
- 吐き気
- 腹部・上肢・下肢などのけいれん

など

Ⅱ度（中等症）

＊熱疲労（応急処置 → p.48）

【原因】 暑熱環境下における長時間の運動時、多量に発汗することなどによる体重比2％以上の脱水及び塩分など電解質の損失により起こります。体水分量が減少することで血液循環が悪くなることや、循環血液量の減少で血圧が低下することなどが原因となって生じます。

【症状】 めまい、疲労感、虚脱感、頭痛、失神、吐き気などの症状がいくつか見られます。同時に血圧低下、皮膚蒼白、多量の発汗などのショック症状も見られます。このとき高体温を示しますが40℃以下です。この状態を放置すると、次のⅢ度に移行する危険性があります。

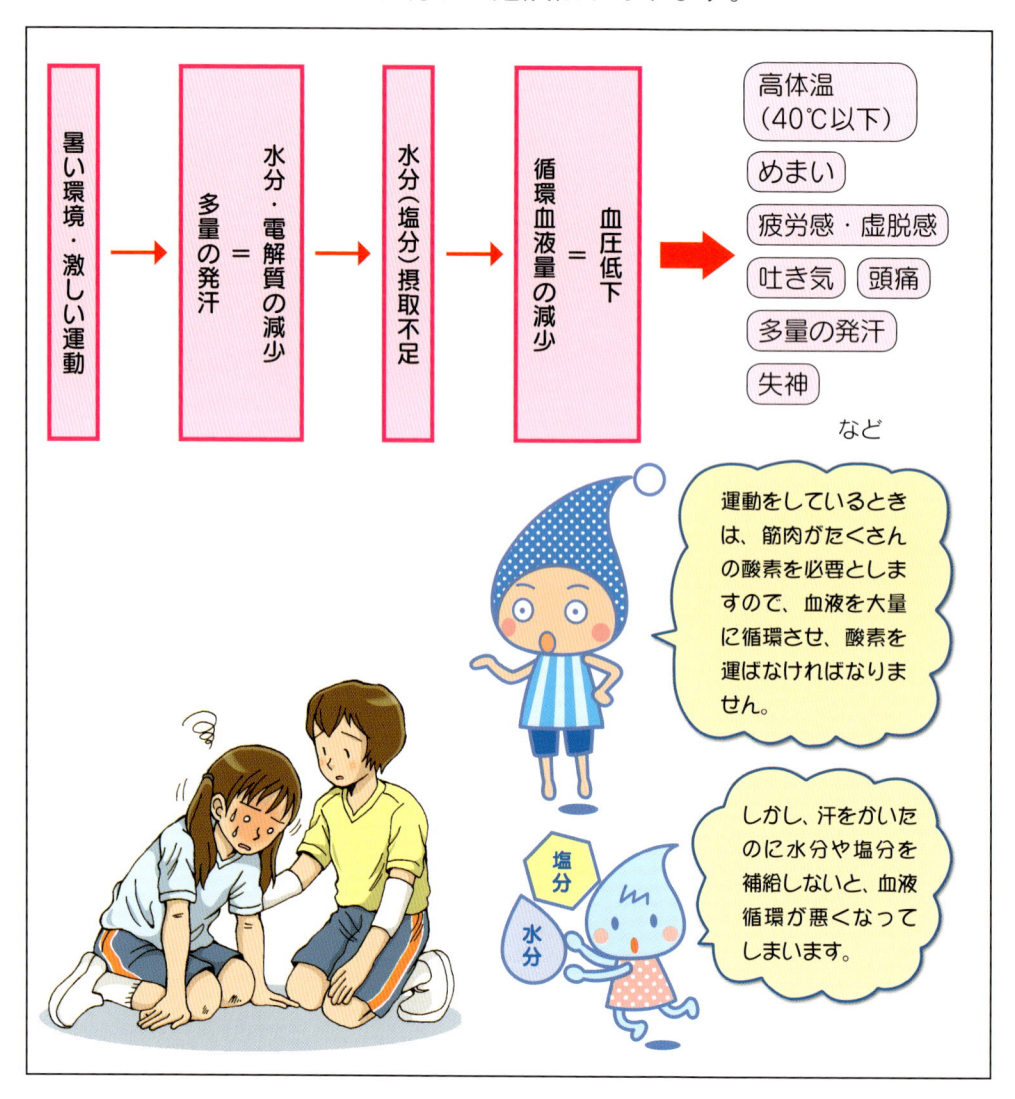

暑い環境・激しい運動 → 水分・電解質の減少＝多量の発汗 → 水分（塩分）摂取不足 → 循環血液量の減少＝血圧低下 → 高体温（40℃以下）／めまい／疲労感・虚脱感／吐き気／頭痛／多量の発汗／失神　など

運動をしているときは、筋肉がたくさんの酸素を必要としますので、血液を大量に循環させ、酸素を運ばなければなりません。

しかし、汗をかいたのに水分や塩分を補給しないと、血液循環が悪くなってしまいます。

第1章 熱中症について

Ⅲ度（重症）

＊熱射病（応急処置 → p.50）

【原因】 Ⅱ度の段階を経て、そのまま放置したり不適切な処置を行ったりしたことにより至る重篤な状況です。

【症状】 Ⅱ度の症状を呈しながら、おかしな発言や行動などの意識障害や過呼吸などが出現します。体温は40℃以上になっており、細胞や臓器の機能障害を呈します。さらに、体温調節機能の破たんが生じ、高体温にもかかわらず汗をかきません。体内血液の凝固、脳・肺・肝臓・腎臓などの全身の臓器障害を生じる多臓器不全となり、死亡に至る危険性が高まります。

脱水に伴う身体的・精神的変化

脱水による体重減少率	身体的・精神的変化
2〜6%	血漿量・唾液分泌量・尿量の低下、血液濃縮、心拍数増加、呼吸数増加、体温上昇、渇感増加
6〜10%	脱水による疲憊(Heat exhaustion)、発汗量減少、酸素摂取量減少、視力・聴力低下、脱力・倦怠感など
10〜14%	深部体温が直線的に上昇し続ける
	循環不全、昏睡……死

(Adolf EF., et al: Physiology of Man in Desert. Interscience, New York, 1947)

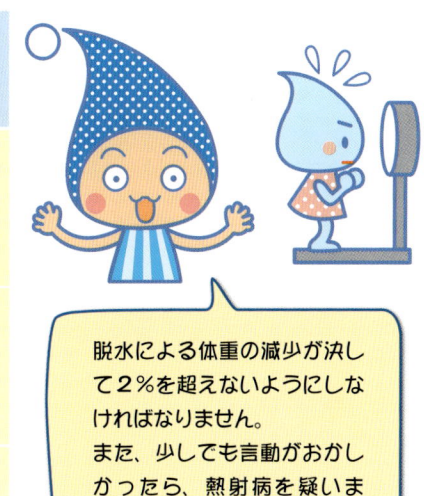

> 脱水による体重の減少が決して2%を超えないようにしなければなりません。
> また、少しでも言動がおかしかったら、熱射病を疑いましょう。

Ⅱ度の症状を放っておくと…

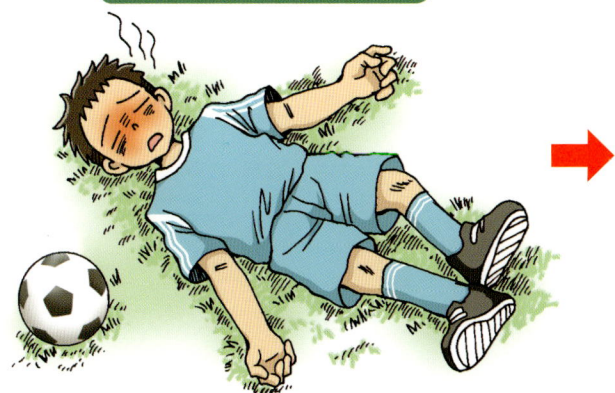

→ 高体温（40℃以上）
　意識がない
　返事がおかしい
　頭痛　めまい
　吐き気　全身のけいれん
　汗が出ない　過呼吸
　まっすぐに歩けない　など

3 熱中症になりやすいのはどんな環境か？

◆ ポイント ◆
* 温熱ストレスにかかわる環境因子（要素）は、気温・湿度・気流（風）など
* 各環境因子の測定をしよう
* 環境温度とからだの抵抗力の関係は季節に影響される

気温・湿度が高いとき

　熱中症は温熱ストレスにより生じると言われています。気温と湿度は、からだにかかる温度ストレスの大きさを表す指標の中でも最も中心的なものです。

　服を着ないで安静にしていると仮定したとき、気温29℃〜31℃の範囲は、発汗や皮膚血管拡張などの熱放散や熱産生を特別に行わなくても体温が維持できる気温で、温熱中間域と呼ばれています。すなわち、この温度域は人間のからだにとって最も温熱的なストレスがない状態ということができます。しかし、この範囲より気温が高くなると、体温を維持するためには熱の放散（発汗など）を積極的に増加させなくてはならず、からだへの負担が気温の上昇と共に増加します。特に気温がおよそ34℃以上になると発汗のみが唯一有効な自律性熱放散手段となります。

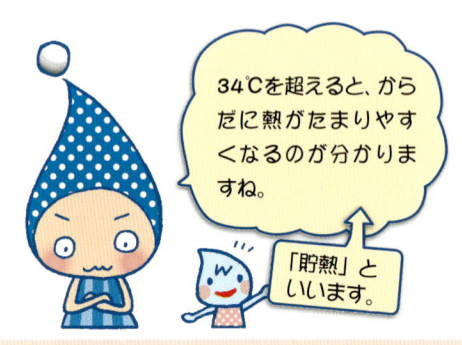

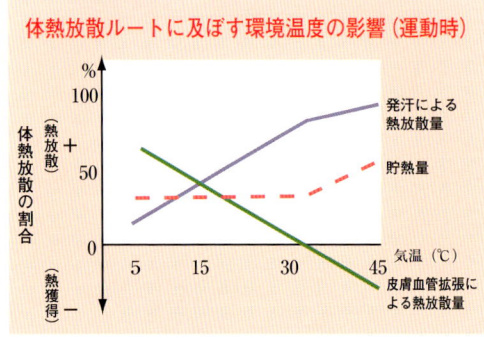

　一方、湿度はこの発汗による熱放散量に影響する因子です。発汗による熱放散は、皮膚表面上に出された汗が気化（蒸発）することではじめ

> 34℃を超えると、からだに熱がたまりやすくなるのが分かりますね。

> 「貯熱」といいます。

体熱放散ルートに及ぼす環境温度の影響（運動時）

第1章 熱中症について

て体熱が奪われる、すなわち体温を下げる効果があります。逆に言えば、せっかく汗をかいてもダラダラと滴り落ちてしまう汗は体温調節上無効な汗になります。この皮膚表面から水分が気化する量は環境の湿度に影響されます。湿度とは、大気中に存在する水分量を示すもので、大気中に水分が多いと湿度は高くなり、皮膚表面上の水分が気化しにくくなります。すなわち、湿度が高いときは発汗による体温調節がうまくできないと言えます。

　一般に気温・湿度の測定には乾湿温度計などを用います。熱中症予防のための測定では、実際に活動する場所で測る必要があります。

風がないとき

　発汗による熱放散に影響する環境因子として次に挙げられるものは、気流、すなわち「風」です。皮膚表面上に分泌された汗の水分は、大気の流れがあるとより気化しやすくなります。暑いとき、うちわであおいだり、扇風機の前にいると、より涼しさを感じることができるのは、汗の気化量が増し、からだの熱が奪われるからです。

　気流の測定には、気流計が使われます。

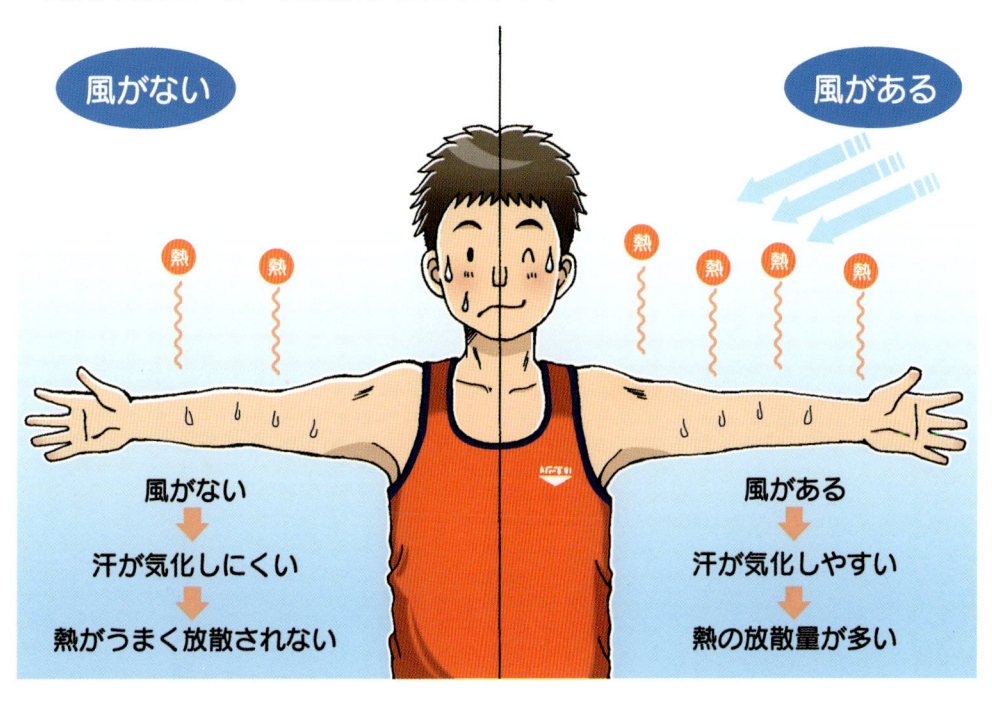

風がない	風がある
↓	↓
汗が気化しにくい	汗が気化しやすい
↓	↓
熱がうまく放散されない	熱の放散量が多い

17

日差しが強い・照り返しが強いとき

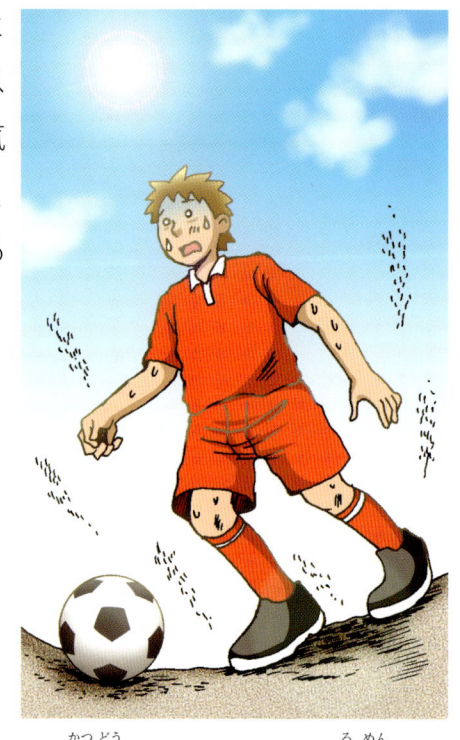

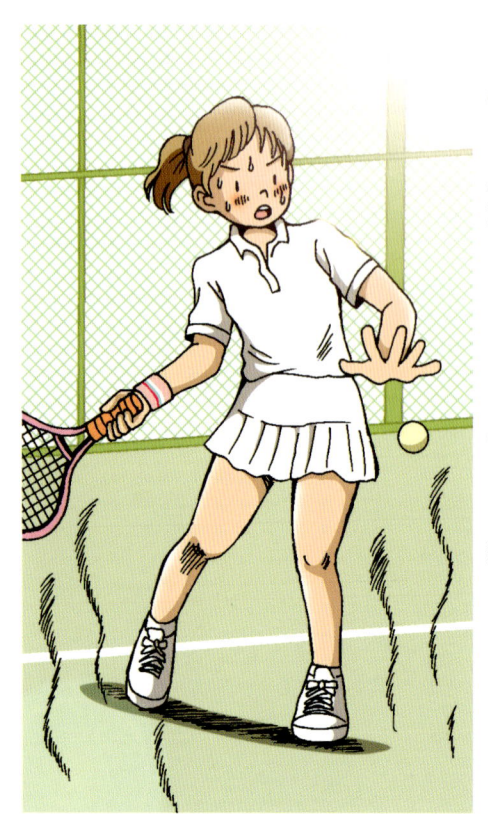

屋外で運動・スポーツを行っているとき、天気が良い日は大きな温熱ストレスがかかります。前述した気温、湿度や気流（風）の条件が同じでも、天気が良い、すなわち日射があると、外部からかかる温熱ストレス量は増加します。

また、活動するグランドや路面などの素材により、日射などの照り返し量も変わってきます。一般に、照り返し量は、

アスファルト・コンクリート＞土＞芝

とされています。このような太陽からの日射や地面、壁面などからの熱の照り返しを輻射熱と呼んでいます。輻射熱の測定には、黒球温度計が用いられます。

第1章 熱中症について

急に暑くなったとき

　これまで熱中症発生に強く影響する環境因子について述べてきましたが、熱中症の発生は環境因子だけで引き起こされるのではなく、ヒトのからだの暑さに対する抵抗力との相対関係で生じます。暑さに対する抵抗力は、四季のある日本においては季節と密接に関係しています。暑い日が続く8、9月は、ヒトは暑さに対してある程度高い抵抗力を持ちますが、暑さが本格化する前の4〜6月などは抵抗力がまだ未完成と言えます。このような未完成時期に急に暑くなると、抵抗力が低いため、熱中症が発生しやすいことが分かっています。4月の気温20℃は心理的にも"暑い"と感じますが、8月の20℃はむしろ"涼しい"と感じるのがその証拠です。

同じ〈気温20℃〉でも……

○ 暑さに対する抵抗力ができていない4月なら暑く感じる

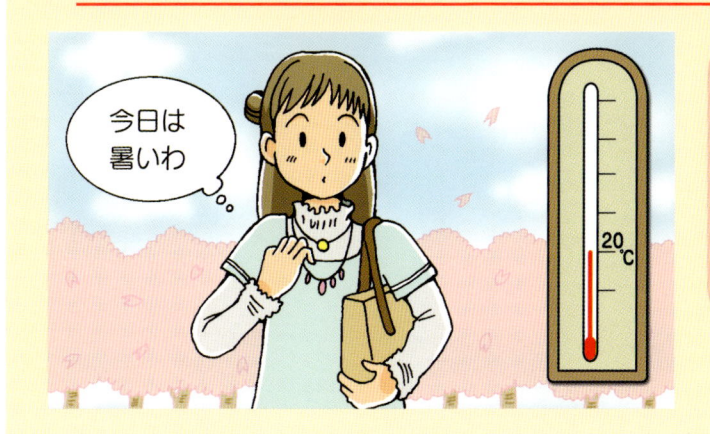

今日は暑いわ

暑さになれていない時期に急に気温が上がると、それほど高い気温でなくても熱中症が発生することがあります。

○ 暑さに対する抵抗力ができている8月なら涼しく感じる

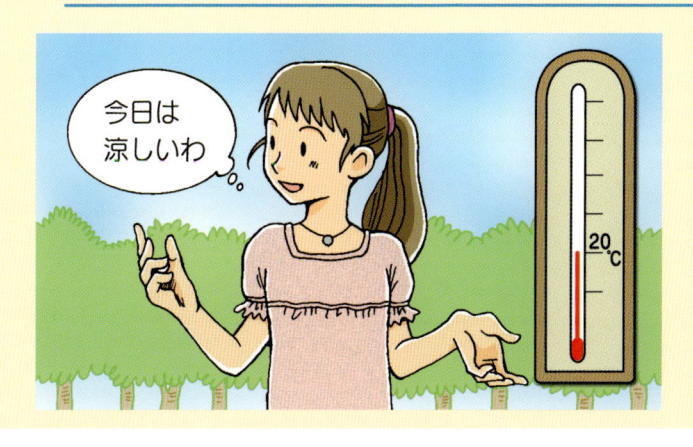

今日は涼しいわ

夏で、暑さに対する抵抗力ができていると思っても、ずっと冷房の効いた部屋にこもっていたのでは、抵抗力が十分でないこともあります。

熱中症による死亡事故例：スポーツ練習中の事故

＊柔道部夏合宿中の事故

　1994年8月、高校2年生で柔道部のA君は、部の夏合宿に参加した。合宿3日め、早朝ランニング中にA君が歩道に座り込んでいるのが発見され、異常に汗をかいていたため、合宿所に運ばれてシャワーをかけられるなどした。しかし状態が改善せず、柔道部顧問の車で病院に運ばれたが、翌日死亡した。

　合宿1日目から気温は30℃を超えており、練習が行われていた柔道場の中は相当蒸し暑かったことが想像される。しかし、練習中は水のがぶ飲みを控えるように指導されていて、生徒たちの間には水分補給がしづらい雰囲気があったという。A君は、疾患もなく健康体であったが、合宿初日から体調が思わしくなく、前日には下痢をしていた。

＊ソフトボール練習中の事故

　2004年7月、ソフトボールの練習をしていた小学校4年生のB君は、準備体操とキャッチボールを行い、ベースランニングを5周した後に突然意識を失って倒れた。コーチは、心臓マッサージをすると共に救急車を呼んで病院に搬送したが、およそ1時間半後に死亡が確認された。熱中症と見られている。

　この日、気温は30℃を超えており、練習開始から1時間ほどの間に3回休憩を取って、水分補給もしていた。B君は前年の夏ごろにも熱中症で倒れた経験があったという。

第2章

熱中症の予防

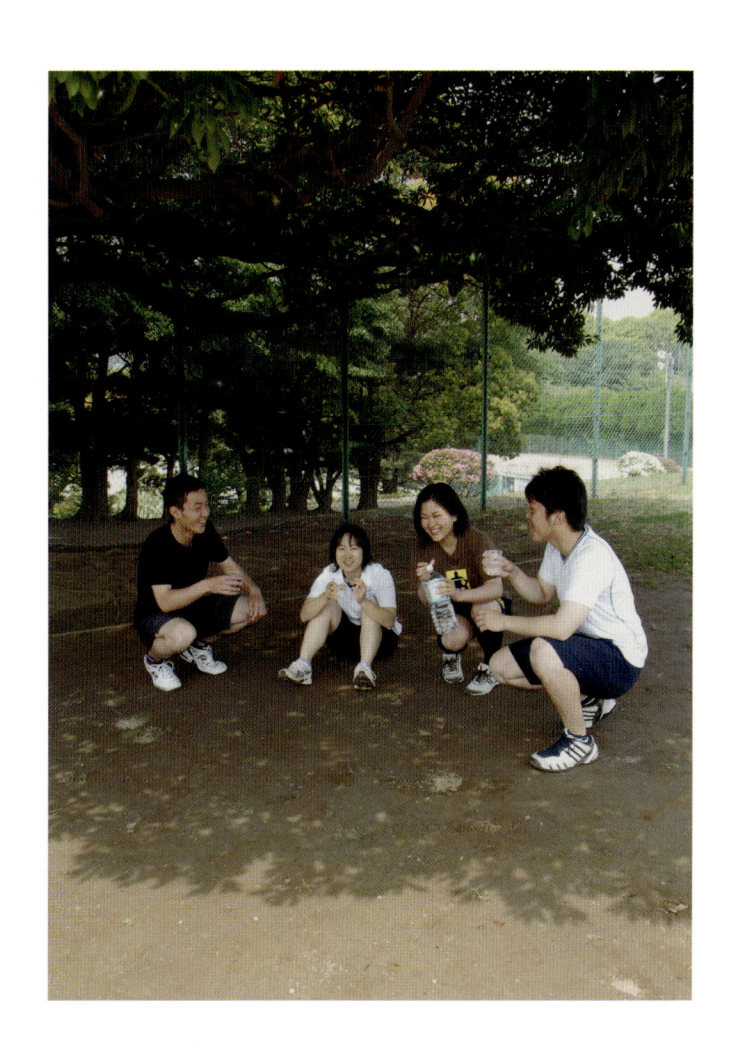

1 環境温度と熱中症

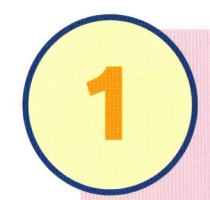

◆ポイント◆
＊覚えておこう「熱中症予防8か条」
＊熱中症予防のための環境条件を示すには、WBGTが適している
＊熱中症の発生しやすい条件を確認しよう

熱中症の予防8か条

　運動・スポーツ活動は様々な障害と隣り合わせであり、どんなに安全に気を付けても事故が生じてしまう場合もあります。しかし、運動・スポーツ活動による熱中症は、適切な予防さえすれば必ず防ぐことのできる障害であり、これまでの熱中症の事故は、予防に関する知識が十分に普及していないため発生したと考えられています。(財)日本体育協会では、スポーツ活動中の熱中症事故をなくすための呼びかけとして、運動・スポーツ活動時の熱中症予防の原則「熱中症予防8か条」をまとめています。

スポーツ活動時の熱中症予防8か条

1 知って防ごう熱中症	**2** あわてるな、されど急ごう救急処置	**3** 暑いとき、無理な運動は事故のもと	**4** 急な暑さは要注意
5 失った水と塩分取り戻そう	**6** 体重で知ろう健康と汗の量	**7** 薄着ルックでさわやかに	**8** 体調不良は事故のもと

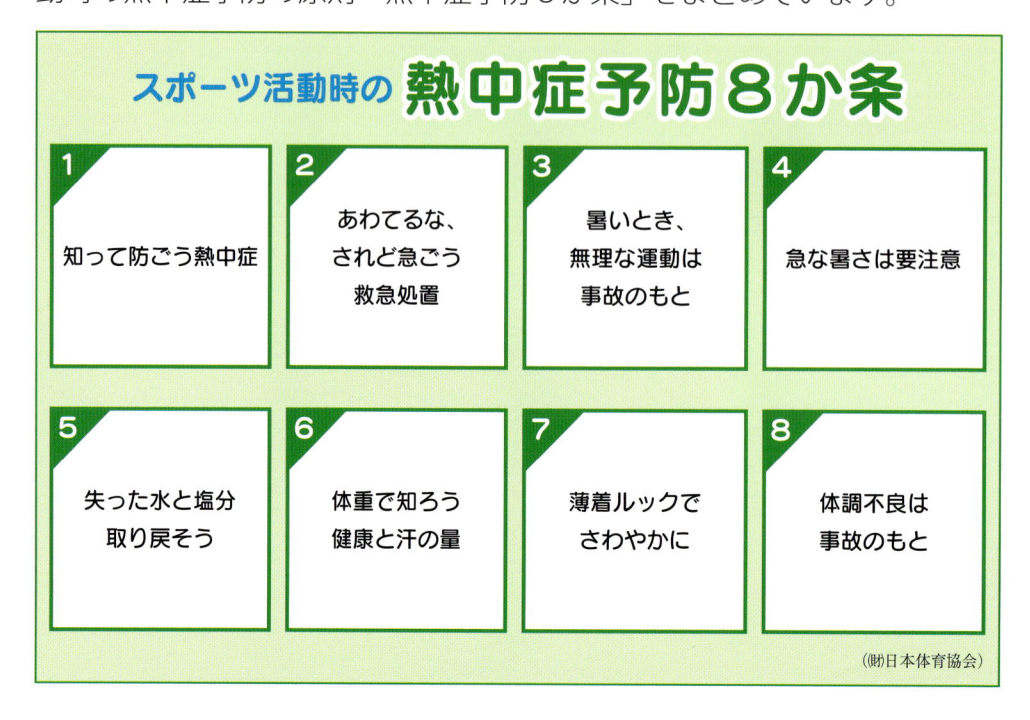

(財)日本体育協会

第2章 熱中症の予防

暑熱環境指標：湿球黒球温度（WBGT）とは？

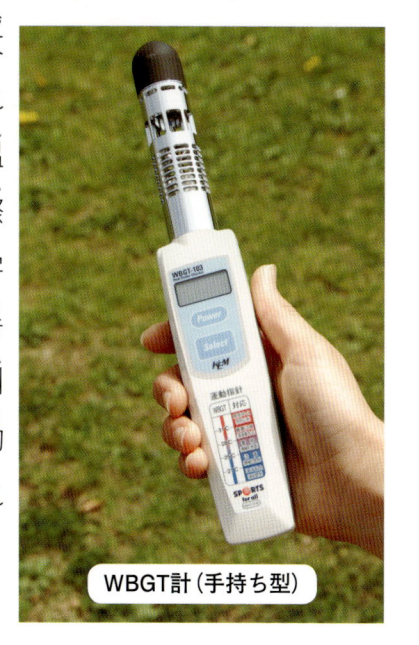

　湿球黒球温度は、人体の熱収支に影響の大きい気温・湿度・輻射熱の3因子を取り入れた温熱指標で、乾球温度・湿球温度・黒球温度の値を使って計算します（下表参照）。国際的にはWet Bulb Globe Temperatureの頭文字からWBGTと呼ばれています。WBGTは、酷暑の環境下での行動に伴うリスクの度合いを判断する指標として広く認められており、労働や運動・スポーツ活動時においても活用されている指標です。

WBGT計（手持ち型）

WBGT計算式

〈屋内で日射がないとき〉

WBGT＝0.7×湿球温度 ＋ 0.3×黒球温度

〈屋外で日射があるとき〉

WBGT＝0.7×湿球温度 ＋ 0.2×黒球温度 ＋ 0.1×乾球温度

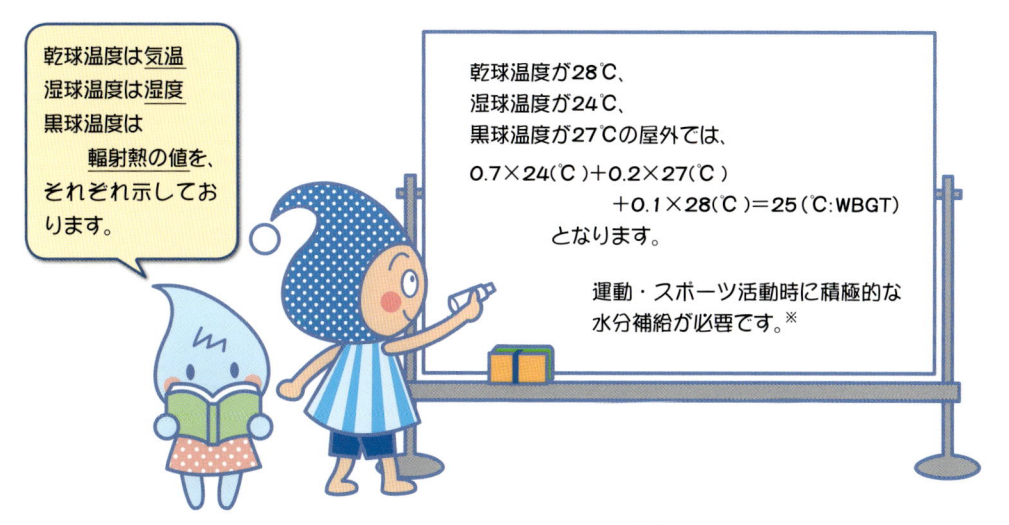

乾球温度は気温
湿球温度は湿度
黒球温度は
　輻射熱の値を、
それぞれ示しております。

乾球温度が28℃、
湿球温度が24℃、
黒球温度が27℃の屋外では、
0.7×24(℃)＋0.2×27(℃)
　　＋0.1×28(℃)＝25(℃:WBGT)
となります。

運動・スポーツ活動時に積極的な水分補給が必要です。※

※WBGT（℃）に対する運動の目安は、P.29を参照。

＊環境温度と熱中症の発生

　環境温度が熱中症発生に関係することは、その年の最高気温などから見て、いわゆる"暑い年"に熱中症が多発していることからもはっきり分かっています。気温は25℃以上で熱中症が多発しており、また、湿度を見ると高い湿度の日に起こるという特徴があります。

　夏季の屋外での運動・スポーツ活動では、前述したように日射や照り返しによる輻射熱が特に問題になります。そこでWBGTに対する熱中症の発生データ（A）を見ると、日最高WBGT28-29℃から急増しているのが分かります。一方、運動時での発生（B）を見るとその温度よりも低いWBGT25℃以上から増加傾向を示していることが分かります。すなわち、運動では、環境温熱ストレスと共にからだの内からの温熱ストレスが加わっているため、一般の熱中症よりもワンランク下げた環境温度での注意が必要になります。近年では、熱中症予防情報が環境省のサイト※から出されていますので、これらをうまく利用しましょう。

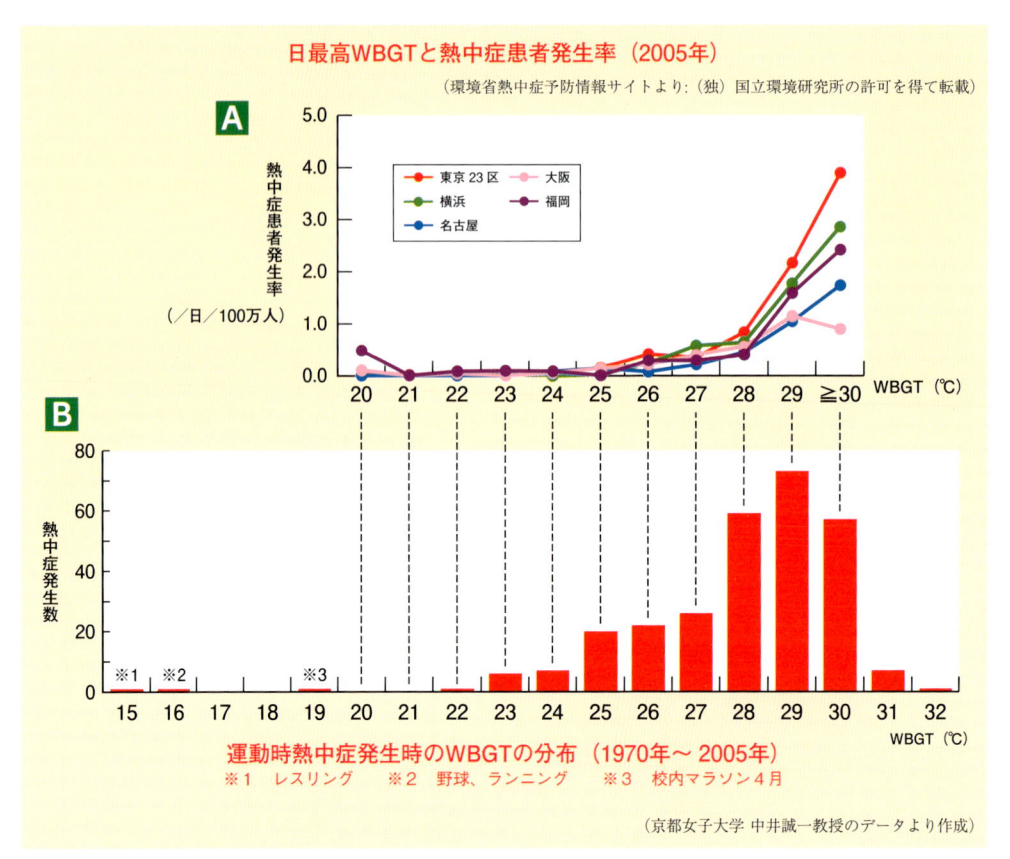

日最高WBGTと熱中症患者発生率（2005年）

（環境省熱中症予防情報サイトより：（独）国立環境研究所の許可を得て転載）

A 熱中症患者発生率（／日／100万人）
凡例：東京23区、大阪、横浜、福岡、名古屋
WBGT（℃）：20, 21, 22, 23, 24, 25, 26, 27, 28, 29, ≧30

B 熱中症発生数
※1 15, ※2 16, ※3 19 付近に少数、20-22わずか、23以降増加し29でピーク約73、30で約57、31-32で減少
WBGT（℃）：15〜32

運動時熱中症発生時のWBGTの分布（1970年〜2005年）
※1 レスリング　※2 野球、ランニング　※3 校内マラソン4月

（京都女子大学 中井誠一教授のデータより作成）

※環境省熱中症予防情報サイト＝http://www.nies.go.jp/health/HeatStroke/index.html

第2章 熱中症の予防

＊どんな季節・時刻に起こっているのか？

　学校管理下での発生傾向を見ると、季節的には、7月下旬から8月下旬にかけてが発生の約80％を占めており、この時期は、中・高等学校とも夏期休業期間中で、ほとんどが課外スポーツ活動時に起こっていると考えられます。さらにこの期間でも、特に7月下旬から8月初旬にかけて集中しています。これは、7月下旬は梅雨が終わり、それから本格的な暑さが続くことを意味しています。その他、2月から5月のそれほど気温が高いとは言えない時期にも発生しています。そのほとんどは、マラソンや長距離歩行など学校行事中の事故です。

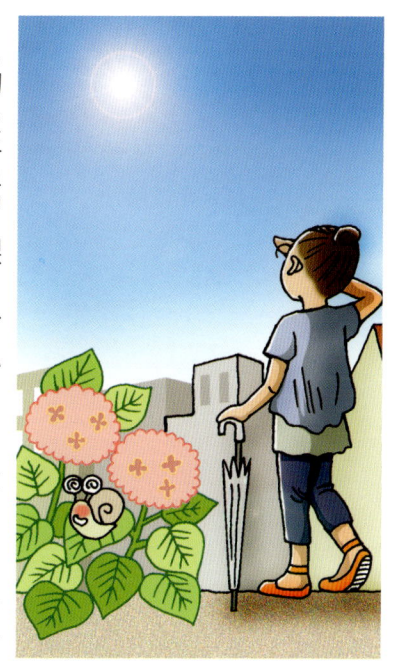

　一方、発生時刻としては、午前10時から午後4時ごろまでが約70％を占めています。特に、日射の強い時刻である午前10時から午後2時ごろまでに半数以上が発生しています。

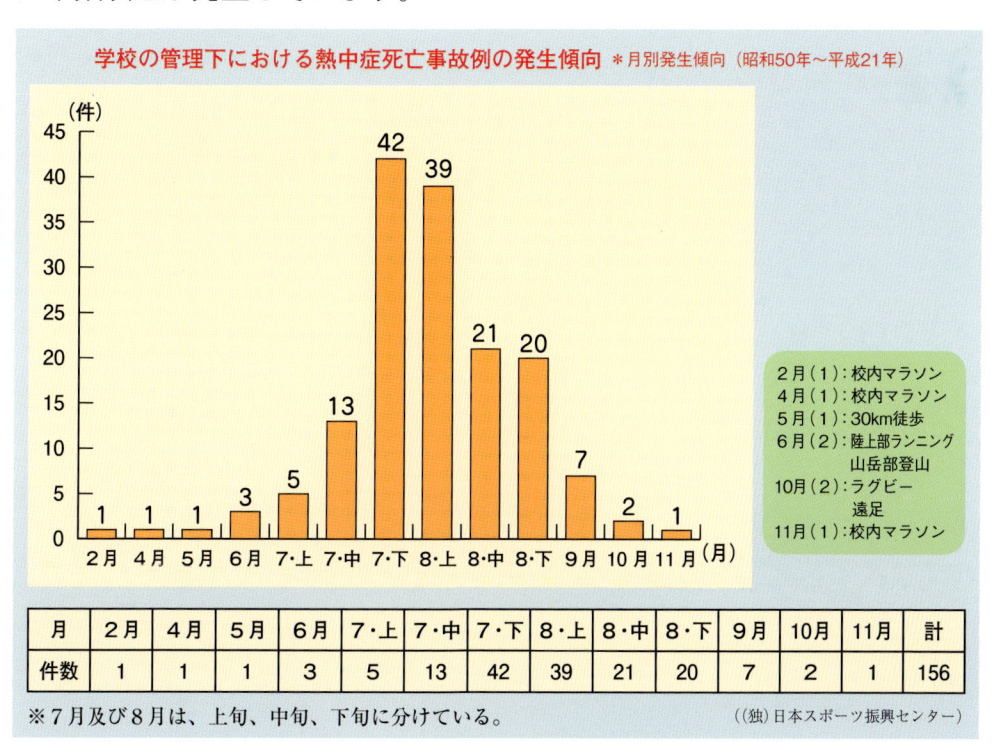

学校の管理下における熱中症死亡事故例の発生傾向　＊月別発生傾向（昭和50年〜平成21年）

2月(1)：校内マラソン
4月(1)：校内マラソン
5月(1)：30km徒歩
6月(2)：陸上部ランニング
　　　　山岳部登山
10月(2)：ラグビー
　　　　遠足
11月(1)：校内マラソン

月	2月	4月	5月	6月	7・上	7・中	7・下	8・上	8・中	8・下	9月	10月	11月	計
件数	1	1	1	3	5	13	42	39	21	20	7	2	1	156

※7月及び8月は、上旬、中旬、下旬に分けている。

((独)日本スポーツ振興センター)

2 暑熱順化と熱中症

◆ ポイント ◆
*本格的な暑さの前も要注意
*徐々に暑さになれることが大切

暑さや運動になれていないと危険

　前項で熱中症の発生季節について、7月下旬に梅雨が明けてからの蒸し暑い日に多く見られることを述べました。また、2月から5月にかけても起きていることを記述しました。5月に起きたある死亡事故例では、気温32℃、湿度23%、WBGT22℃で発生しています。この発生前1週間の環境温度を見ると、気温は18℃前後（WBGT13〜16℃）と、発生当日に比べ気温にして14℃、WBGTにおいても6℃も低い状況でした（下図）。すなわち、まだからだが暑さに対して夏季のような抵抗力を持っていなかったため、このような低い環境温度でも熱中症死亡事故が発生したと考えられます。

　また、運動時の熱中症発生を学年で見ると、1年生が多い傾向にあります。これは、課外活動などで同じ運動を実施した場合、体力の低い生徒ほど、相対的には高い強度の運動を行ったことになり、からだにかかる温熱ストレスは大きくなるためです。つまり、一般に高学年よりも低学年のほうが体力的に劣るため、体力の低い1年生に熱中症発生が多くなるのです。同様に、日常あまり運動を行っていない生徒は、運動習慣のある者よりも体力が低く、熱中症になりやすいことを頭に入れておきましょう。

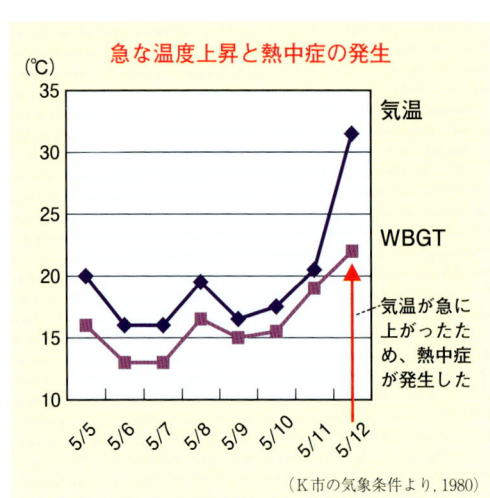

急な温度上昇と熱中症の発生

気温が急に上がったため、熱中症が発生した

（K市の気象条件より，1980）

第2章　熱中症の予防

暑さへのならし方

　暑さに対する抵抗力を付けることは、暑さになれることを意味し、専門用語で"暑熱順化"と言います。ある実験室での研究では、40℃の暑熱環境で軽運動を毎日100分間行ったところ、4日～7日間でからだはその暑熱環境になれるようになったと報告されています。からだがなれるとは、心理的にも暑さ感が弱まり、同時に、実際にからだの機能にも変化が見られるようになってくることです。このようなからだの変化は、熱中症を予防するのに有効な現象と考えられます。急に暑くなったときには、このようにからだが暑さになれるまで、まず約1週間（特にはじめの2、3日）は運動時間・強度・量を少なくし、服装を軽装にし、しっかりと水分補給をするなどして、暑さにならすことに努めましょう。

　なお、実際の現場では、個々の体調、体力が異なるため、集団で運動を行う場合は、体力の低い者に合わせて実施するようにしましょう。

暑さへのからだのならし方

～からだがなれるまでの1週間（特にはじめの2、3日）に気をつけること～

① 連続して運動する時間をはじめは短くし、日がたつごとに長くしていく。

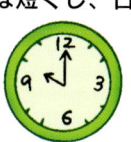

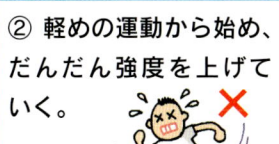

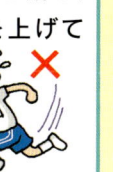

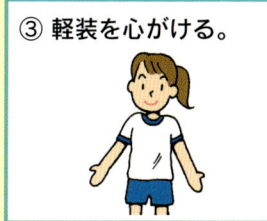

② 軽めの運動から始め、だんだん強度を上げていく。

③ 軽装を心がける。

④ 汗で失った水分や塩分の補給をしっかり行う。

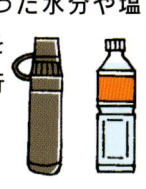

⑤ 体力の低い者に合わせて、トレーニングする。

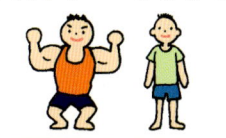

暑熱順化に伴うからだの機能の変化

① 皮膚の血流量の増加
② 心拍出血液の効果的な配分
③ 発汗開始閾値の低下（汗の出始める温度が低くなる）
④ 発汗量の増大
⑤ 汗の塩分濃度の減少

3 運動種目と熱中症

◆ポイント◆
　＊熱中症は、ランニング練習時に起きやすい
　＊熱中症は、屋内でも発生している
　＊環境条件に合わせて運動メニューを考えよう

熱中症になるのはどんなスポーツが多いのか？

　学校課外活動における熱中症が発生したスポーツ種目を見ると、野球が断然トップで多く、次いでラグビー、サッカーと続きます。野球での発生率が高い原因として、まずスポーツ人口が多いことがありますが、練習が長時間であること、夏でも下肢を覆うユニフォームを着用することなどの野球の特徴が考えられます。また、これらの課外活動時の発生の3分の1はランニング練習中に起きています。

　屋外のスポーツだけでなく、屋内のスポーツ時にも発生しています。屋内は、日射がなくても、換気状態によっては気流が少なかったり熱がこもったり（湿度が高くなる）するため、十分な注意が必要です。屋内スポーツ種目の中でも、柔道、剣道といった「武道」系スポーツの発生率が高いことも報告されています。

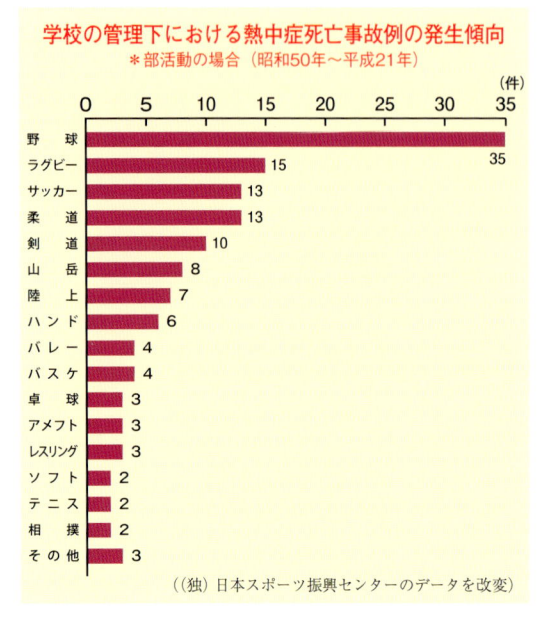

学校の管理下における熱中症死亡事故例の発生傾向
＊部活動の場合（昭和50年～平成21年）

種目	件数
野球	35
ラグビー	15
サッカー	13
柔道	13
剣道	10
山岳	8
陸上	7
ハンド	6
バレー	4
バスケ	4
卓球	3
アメフト	3
レスリング	3
ソフト	2
テニス	2
相撲	2
その他	3

（（独）日本スポーツ振興センターのデータを改変）

第2章 熱中症の予防

スポーツ種目別、熱中症予防のために特に注意が必要な点と対処法

野球	*練習時間が長い → 効率的な練習を行い、暑い日は練習時間を短縮する。長い練習後の長距離走には注意が必要。 *全身（特に下肢全体）を覆うユニフォーム → 打撃練習時などは、短パンスタイルで行う。
ラグビー・サッカー	*ランニングなどの持久運動 → ランニングは必ず水分を補給しながら行う。試合のハーフタイム時には、水分補給と共に、からだを冷却することも効果的。
柔道・剣道	*練習場の温熱負荷 → 換気や強制的に気流を起こすなどの配慮が必要。練習場内の人口密度が高くなりすぎないようにする。 *水分補給を妨げる剣道の面 → 小まめに水分補給ができるよう、ストロー付きのボトルを用意する。
登山	*高地は、平地よりも汗が出やすい。気温が低くても日射が強い。湿度が低く、知らぬ間に脱水になる → 水分節約のために水などを飲まない傾向があるが、積極的に補給できるように準備しておく。自分の体力を考え、無理な計画を立てない。
陸上	*ランニングなどの持久運動 → 中・長距離走者は、練習時から水分補給のタイミングを考えておく。

熱中症予防運動指針

（財）日本体育協会により示されている「熱中症予防のための運動指針」は、前述した予防8か条を踏まえたうえで、環境温度（WBGT）に対してどの程度の運動をどのくらいしたらよいのかといったことや、休憩と水分補給の目安などを具体的に示したガイドラインです。WBGTは、まだ現場において測定できない場合が多いため、WBGTの値におおよそ相当する乾球・湿球温度も示しています。

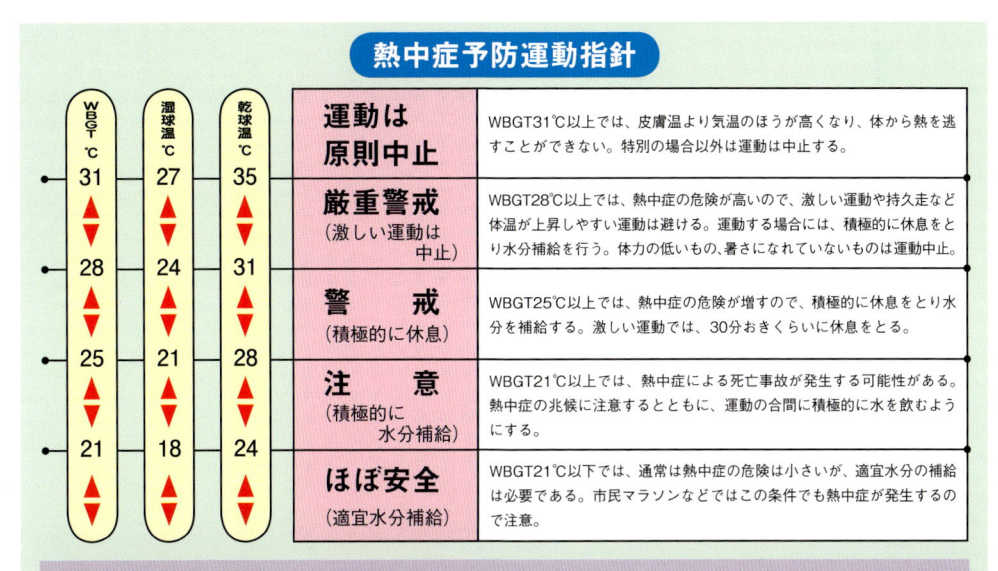

熱中症予防運動指針

WBGT ℃	湿球温 ℃	乾球温 ℃		
31	27	35	運動は原則中止	WBGT31℃以上では、皮膚温より気温のほうが高くなり、体から熱を逃すことができない。特別の場合以外は運動は中止する。
28	24	31	厳重警戒（激しい運動は中止）	WBGT28℃以上では、熱中症の危険が高いので、激しい運動や持久走など体温が上昇しやすい運動は避ける。運動する場合には、積極的に休息をとり水分補給を行う。体力の低いもの、暑さになれていないものは運動中止。
25	21	28	警戒（積極的に休息）	WBGT25℃以上では、熱中症の危険が増すので、積極的に休息をとり水分を補給する。激しい運動では、30分おきくらいに休息をとる。
21	18	24	注意（積極的に水分補給）	WBGT21℃以上では、熱中症による死亡事故が発生する可能性がある。熱中症の兆候に注意するとともに、運動の合間に積極的に水を飲むようにする。
			ほぼ安全（適宜水分補給）	WBGT21℃以下では、通常は熱中症の危険は小さいが、適宜水分の補給は必要である。市民マラソンなどではこの条件でも熱中症が発生するので注意。

WBGT（湿球黒球温度）
屋外：WBGT＝0.7×湿球温度＋0.2×黒球温度＋0.1×乾球温度　屋内：WBGT＝0.7×湿球温度＋0.3×黒球温度
●環境条件の評価はWBGTが望ましい。
●湿球温度は気温が高いと過小評価される場合もあり、湿球温度を用いる場合には乾球温度も参考にする。
●乾球温度を用いる場合には、湿度に注意。湿度が高ければ、1ランクきびしい環境条件の注意が必要。

（財）日本体育協会

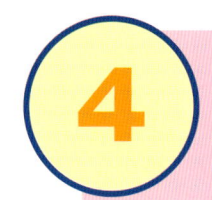

4 水分補給の仕方・休憩の取り方

◆ポイント◆
* 発汗量分の水分を補給しよう
* 多量の発汗時には塩分も補給しよう
* 水分補給の原則は少量を小まめに摂ること

運動時の水分

　暑熱環境における運動時には、汗をかくことが最も有効な熱放散手段ですが、熱を失うと共に体水分やナトリウム、カルシウムといった電解質など、ヒトの生命維持に必要な物質も同時に失います。失ったまま放置しておくことは熱中症発生を招く原因になるため、発汗で損失した物質をなるべく早急に補充することが必要です。水分補給量は、発汗量を目安にすれば良いので、体重を測り、減少した量≒発汗量として、その分を補給することが理想的です。しかし、スポーツ現場ではなかなか体重を測りながら活動をするのは難しい状況ですので、「夏季スポーツ活動時の平均発汗量と環境温度との関係」を参考に水分補給させると良いでしょう。

下の表は、1時間にかく汗の量（g）を、体重1kg当たりで示したものです。

たとえば、WBGT 28℃で、体重50kgの生徒が高校野球を1時間したときの汗の量は、

10.1（g）×50（kg）×1（hr）＝505（g）
なので、約500mLの水分補給が目安です。

夏季スポーツ活動時の平均発汗量と環境温度との関係（g／kg／hr）

WBGT（℃）	21（注意）	25（警戒）	28（厳重注意）	31（運動中止）
スポーツ少年団	6.6	8.4	9.8	11.2
高校野球	5.7	8.2	10.1	11.9
大学スポーツ	8.2	9.5	10.4	11.4

第2章 熱中症の予防

＊スポーツ飲料と水、お茶、炭酸飲料

　多量の汗をかいているとき、汗の塩分濃度は上昇します。このように多量の塩分が発汗で失われたときに水しか補給しないと、汗で失った分と同じ量の水が飲めなくなります。これは、水だけ飲むと血液の塩分濃度が低下してしまうので、これ以上濃度を下げないようにと、からだが水を受け付けなくなるのです。このことを、「自発的脱水」（p.13）と言います。同時に、からだは血液の塩分濃度を保つために余分な水を尿として排泄してしまうため、さらに脱水が進んでしまいます。このような状況を防ぐには、真水ではなく塩分を含んだ水分やスポーツ飲料を補給することが重要です。

　スポーツ時の選手や高齢者などが、お茶を飲んでいる場面を見かけます。緑茶に多く含まれるカフェインには利尿作用※があり、熱中症予防のための飲料には向いていません。ただし、麦茶はカフェインが含まれていないので大丈夫です。

　炭酸飲料も基本的には向きません。炭酸飲料は水やスポーツ飲料と比べて、同じ量の摂取に対する充足感が高いため、摂る量が不足し、脱水になりやすい可能性があります。

※利尿作用＝尿を体外に排出することを利尿と呼び、利尿を促進する物質を利尿作用のある物質と呼ぶ。尿を排出するということは、水分を排出するということであり、体水分量は減少することを意味する。

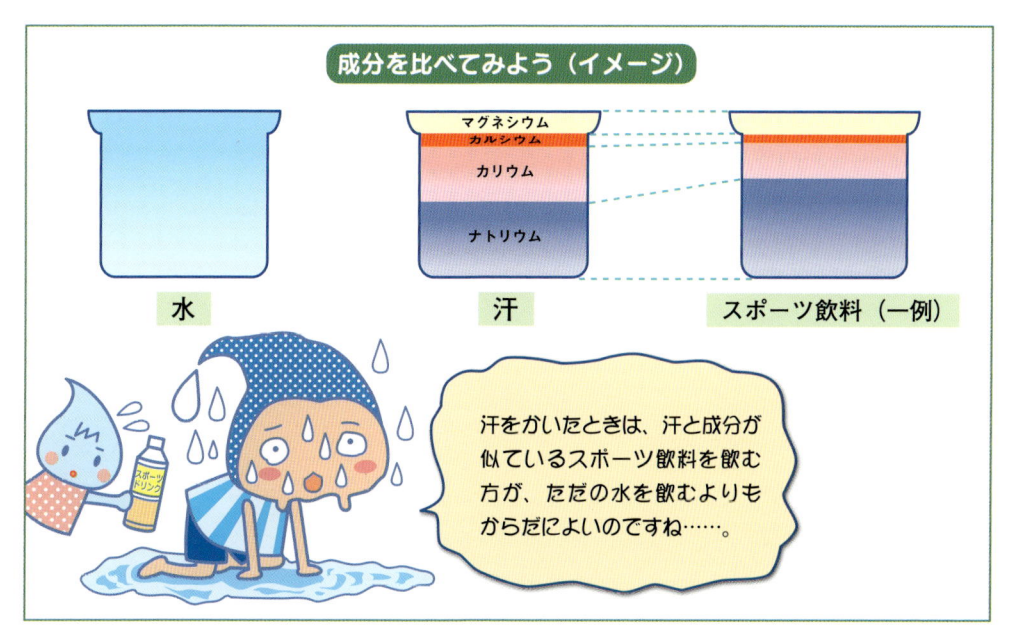

成分を比べてみよう（イメージ）

水 ／ 汗（マグネシウム・カルシウム・カリウム・ナトリウム）／ スポーツ飲料（一例）

　汗をかいたときは、汗と成分が似ているスポーツ飲料を飲む方が、ただの水を飲むよりもからだによいのですね……。

効果的な水分の摂取方法

　スポーツ指導者にアンケート調査を行うと、スポーツ活動中には水分を補給させないという指導者がいまだに見られます。これらの指導者は水分を補給させない理由として、「血液濃度が薄くなる」「胃腸障害を起こす」「血圧が急変する」「精神鍛錬として効果がある」などを挙げています。最後の理由を除いたものについては、水分の摂り方に問題があるようです。

　水分補給の原則は、「少量を小まめに！」と言われています。具体的には、5～15℃の冷水（多量発汗時には0.1～0.2％食塩水など）200～250mL（1回）を2～4回／時間の頻度で飲むことが勧められています。このような飲み方をすれば、上に挙げられているような体調不良を起こす心配は少ないでしょう。なお、食塩水はあまりおいしいとは言えないため、飲みやすくすることや吸収率などを考えて、3～6％程度の糖分を加えた飲料が熱中症予防の面からもより効果的と思われます。

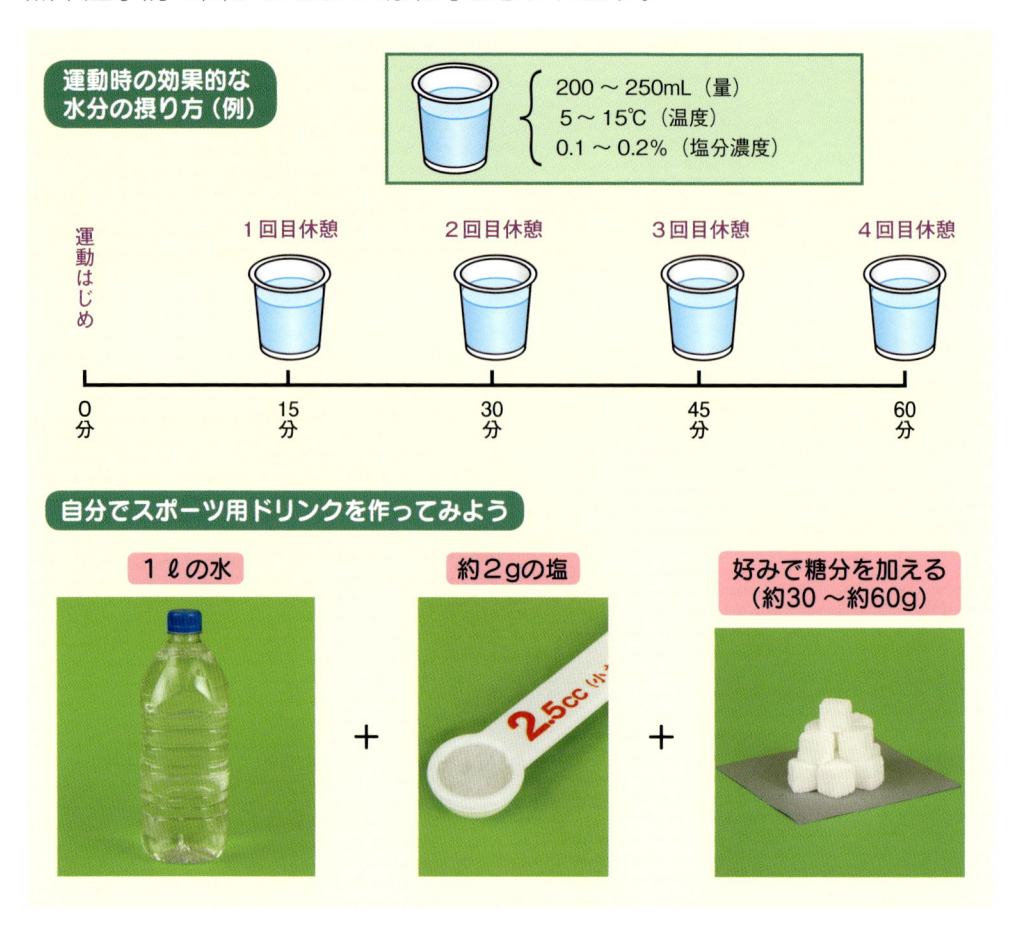

運動時の効果的な水分の摂り方（例）

- 200～250mL（量）
- 5～15℃（温度）
- 0.1～0.2％（塩分濃度）

運動はじめ　0分 ― 1回目休憩 15分 ― 2回目休憩 30分 ― 3回目休憩 45分 ― 4回目休憩 60分

自分でスポーツ用ドリンクを作ってみよう

1ℓの水　＋　約2gの塩　＋　好みで糖分を加える（約30～約60g）

第2章　熱中症の予防

競技時の水分補給

スポーツ種目をその種目の平均的な試合時間と運動強度に大まかに分けてみると、

①1時間以内の非常に高い強度の競技（バスケットボール、サッカーなど）
②1～3時間の長めの競技で運動強度が中～高めの競技（マラソンや野球など）
③競技時間が3時間以上と長く、運動強度も中強度以上の競技（トライアスロンなど）

に分けられます。それぞれの競技時の大まかな水分補給の目安が（財）日本体育協会より示されていますので、これらを参考に摂取計画を立てても良いでしょう。また、試合や練習の開始30分前に250～500mLの水分をあらかじめ摂取しておくことも有効と言われています。これをウォーターローディングと呼んでいます。

運動強度と水分補給の目安

運動強度			水分摂取量の目安	
運動の種類	運動強度（最大強度の%）	持続時間	競技前	競技中
トラック競技、バスケット、サッカーなど	75～100%	1時間以内	250～500mL	500～1,000mL
マラソン、野球など	50～90%	1～3時間	250～500mL	500～1,000mL／1時間
ウルトラマラソン、トライアスロンなど	50～70%	3時間以上	250～500mL	500～1,000mL／1時間 必ず塩分を補給

注意

1. 環境条件によって変化しますが、発汗による体重減少の70～80%の補給を目標とします。気温の高い時には15～20分ごとに飲水休憩をとることによって、体温の上昇が抑えられます。1回200～250mLの水分を1時間に2～4回に分けて補給してください。
2. 水の温度は5～15℃が望ましい。
3. 0.1～0.2%の食塩と3～6%程度の糖分を含んだものが有効です。運動量が多いほど糖分を増やしてエネルギーを補給しましょう。

（財日本体育協会）

効果的な休憩の取り方

夏季のスポーツ活動時に休憩を取ることは、疲労の蓄積を少しでも防ぐと共に、水分補給のタイミングをつくるのに有効です。

水分の摂り方としては二通りの方法があります。一つはいつでも自由に摂取できるように補給水分を置いておき、子どもたちに自由に摂取させる＜自由飲水法＞で、もう一つは一定間隔で強制的に水分を摂らせる＜強制摂取法＞です。大学生以上の大人であれば、正しい熱中症予防の知識さえあれば自由飲水法だけで十分と考えられますが、若年齢層においては強制摂取法を取るほうが良いでしょう。実際に高校生の調査で、自由飲水法では脱水率が高かったという報告もあります。

また、休憩時にからだを冷却することも、熱中症予防の観点から効果的です。

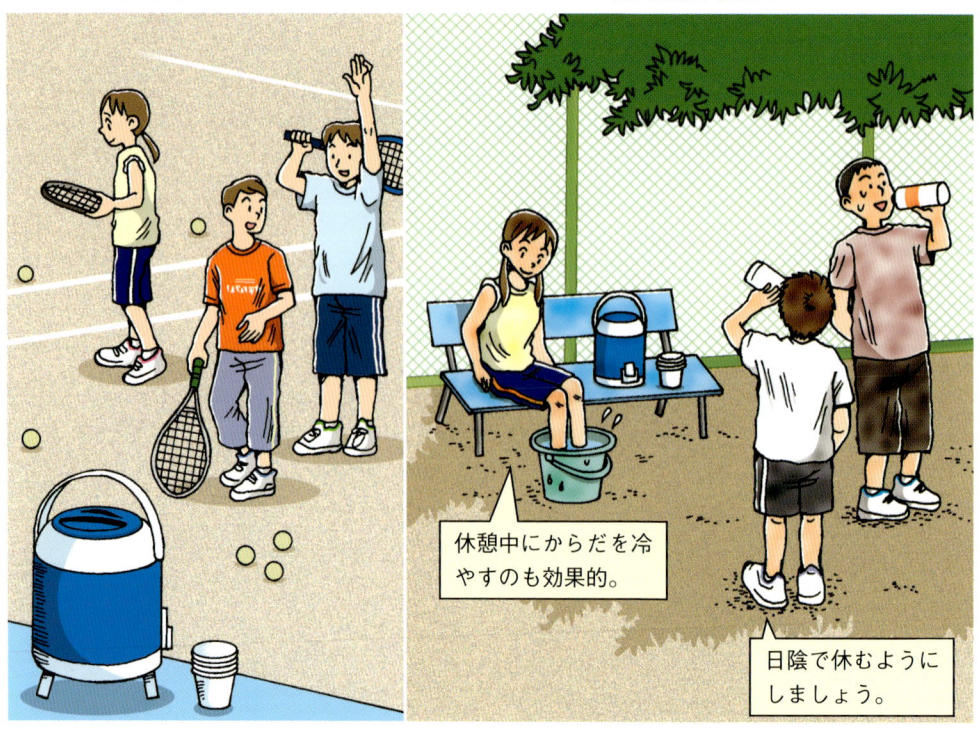

＜自由飲水法＞
水分を置いておき、自由に飲んでよいとする。

＜強制摂取法＞
休憩中にからだを冷やすのも効果的。
日陰で休むようにしましょう。
一定間隔で休憩させ、強制的に水分を補給させる。

第2章 熱中症の予防

学校行事の留意点

　小学生から高校生までの熱中症発生の約80％は課外スポーツ活動時に起こっていますが、約20％は学校行事中に発生しています。過去には、遠足、山登り、マラソン大会時などに起こっています。これらはいずれも、長時間の歩行やランニングです。学校行事は、体力のある子もない子も一斉に同じ活動を行うため、行事を実施する日の環境条件や個々の体調に十分配慮することが必要です。学校行事前に、水分補給の必要性に関する教育を行うことも、大変有効と考えられます。また、個々の体力に応じた時間や距離などの設定も必要かもしれません。

　体育祭（運動会）も熱中症発生に対する注意が必要です。一般に、体育祭は5月か9月下旬～10月初旬に行われる場合が多いようです。5月は夏に向かって徐々に気温が高くなる時期です。急に暑くなった日にたまたま体育祭の開催が重なったりすると、まだ暑さになれていない子どもたちにとっては大きなストレスになります。9月から10月にかけては、5月に比べるとひと夏を過ごしたからだは暑さに対する抵抗力が最も高い時期に思えます。しかし、9月以降でも30℃を超えるような蒸し暑い日はありますし、さらに夏休み中にあまり運動せずに家で過ごすことが多かった子どもにとっては、運動自体が大きな温熱ストレスになるので注意が必要です。

　さらに、暑い中での、長時間立ちっ放しの全校集会などにおいても熱中症（特に熱失神）が発生する危険性があります。

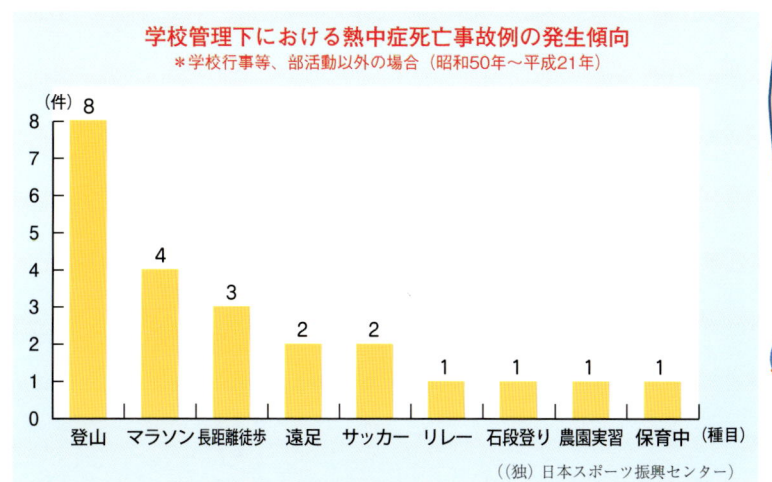

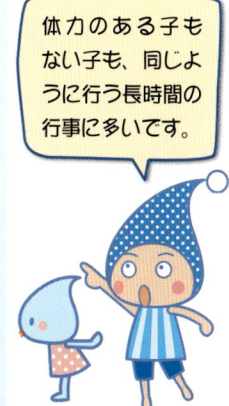

学校管理下における熱中症死亡事故例の発生傾向
＊学校行事等、部活動以外の場合（昭和50年～平成21年）

種目	件数
登山	8
マラソン	4
長距離徒歩	3
遠足	2
サッカー	2
リレー	1
石段登り	1
農園実習	1
保育中	1

（(独)日本スポーツ振興センター）

> 体力のある子もない子も、同じように行う長時間の行事に多いです。

5 どんな人が熱中症になりやすいか？

◆ ポイント ◆
* 体型・体調・生活習慣などによって熱中症の危険度が異なる
* 高齢者と乳幼児の熱中症には家族の配慮が必要

肥満と熱中症

　肥満者は熱中症になりやすいことが明らかになっています。この理由は、からだの脂肪は熱を伝えない組織であるため、皮下脂肪量が多い者ほど物理的に体熱の放散がしにくいからです。また、肥満者は体重に対する体表面積値が小さいため、体熱を効率よく放散することができないこともあります（ベルグマンの法則※）。したがって、暑い地域では、体が小さい方が有利になります。また、肥満者は身長に対する重量が大きいため（＝体格指数BMIが高い）、同じ運動を行ったとしても脂肪という重りを持って移動することになり、非肥満者と比較して大きな運動ストレスがかかってしまいます。

※ベルグマンの法則＝恒温動物においては、「同じ種でも寒冷な地域に生息するものほど体重が大きく、近縁な種間では大型の種ほど寒冷な地域に生息する」というもの。これは、体温維持にかかわって、体重と体表面積の関係から生じるものである。類似法則にアレンの法則もある。

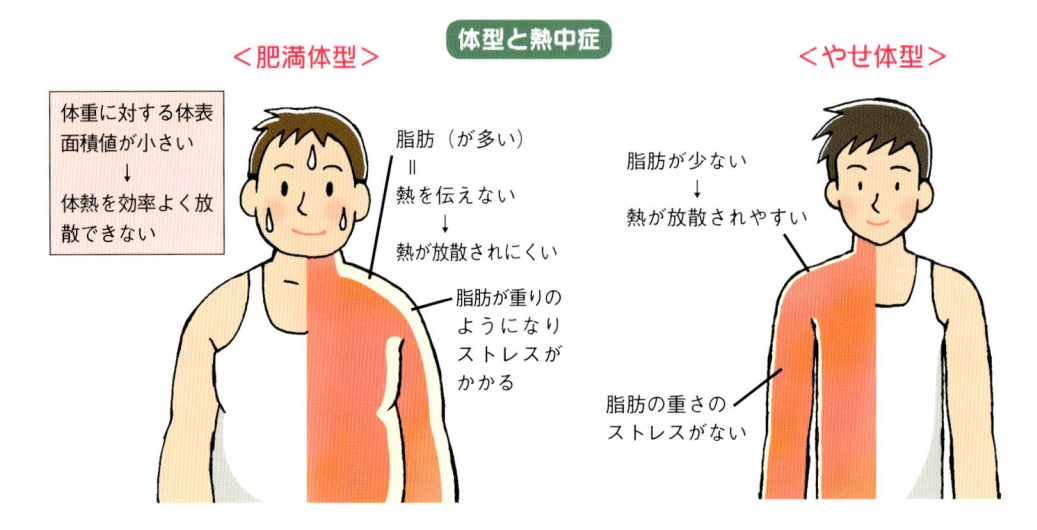

体型と熱中症

＜肥満体型＞

体重に対する体表面積値が小さい
↓
体熱を効率よく放散できない

脂肪（が多い）
＝
熱を伝えない
↓
熱が放散されにくい

脂肪が重りのようになりストレスがかかる

＜やせ体型＞

脂肪が少ない
↓
熱が放散されやすい

脂肪の重さのストレスがない

第2章　熱中症の予防

頑張りすぎや無理は危険

　スポーツ活動時の熱中症発生において、特に重症に陥りやすいタイプとして性格が関係しているようです。暑い中で、激しい運動を行うと、多くの人は、「暑い」、「水がほしい」、「休みたい」などの感情を持ちます。しかし、スポーツなどの競技会や仲間との合同練習などにおいては、上記のような感情はなかなか表に出せないことが多いようです。競技会では、「勝負に勝つこと」が優先されます。また、夏の暑い中での練習では、「仲間が同じように苦しんでいるのに自分だけ楽をすることはできない」と感じたりします。性格的には、非常に真面目で、従順で、熱心な者ほど、頑張り、無理をし、熱中症の初期段階を我慢し、自分をどんどん追い込んでしまいます。指導者は、熱中症になりそうになったら、本人がいつでも伝えることができるような環境を作ることが大切です。

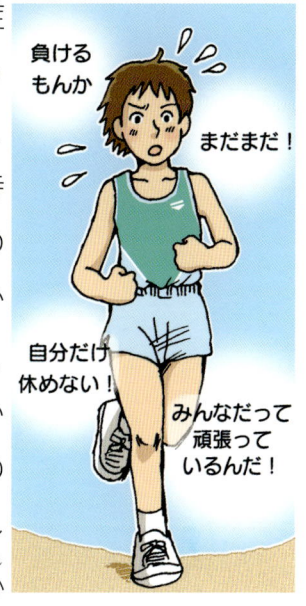

障害者と熱中症

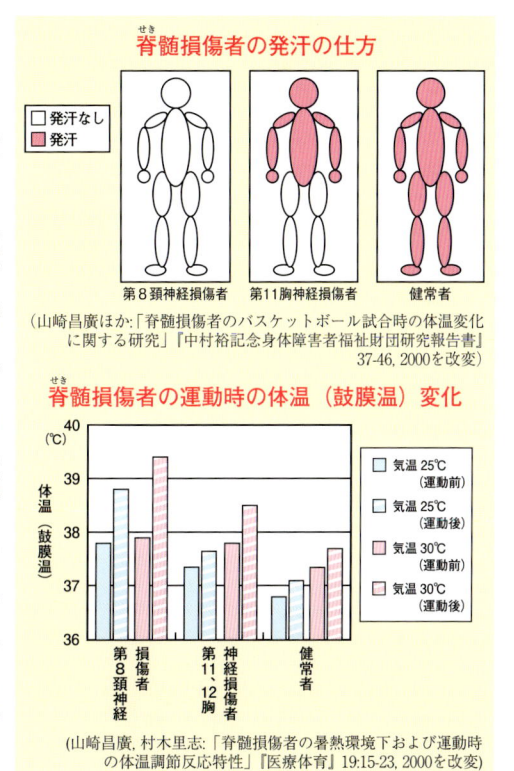

　脳性麻痺又は精神遅滞のある児童では、障害の程度が高度になるほど、視床下部にも障害が及び体温調節障害を引き起こします。脊髄損傷障害のある児童でも、損傷のある脊髄レベルによって体温調節障害が起こります。そのため、健常者に比べ環境温度の変化に影響されやすいと言えます。発汗機能が障害を起こしている障害者にとっては、気温が上昇する夏は熱中症に対する注意が特に必要になります。

脊髄損傷者の発汗の仕方

第8頚神経損傷者　第11胸神経損傷者　健常者

(山崎昌廣ほか:「脊髄損傷者のバスケットボール試合時の体温変化に関する研究」『中村裕記念身体障害者福祉財団研究報告書』37-46, 2000を改変)

脊髄損傷者の運動時の体温（鼓膜温）変化

(山崎昌廣, 村木里志:「脊髄損傷者の暑熱環境下および運動時の体温調節反応特性」『医療体育』19:15-23, 2000を改変)

体調が悪いときは要注意

体調が悪いときには、からだの抵抗力（体力）が低下しています。そのため体調不良時には、運動中だけでなく、日の差し込む、風通しの悪い教室内などでも熱中症が発生します。調子が悪いと感じているときや回復期は注意が必要です。

＊下痢

水のような便の状態を下痢と言います。様々な原因がありますが、いずれにせよ下痢をしているときは脱水状態になっているため、熱中症にかかりやすい状態と言えます。

下痢のときは脱水している

＊発熱

様々な疾病時に生じる発熱には、熱射病、日射病、うつ熱などの受け身の発熱、脳腫瘍や脳外傷による中枢性発熱、感染に対して身体を守る反応（生体防御反応）としての発熱があります。いずれにせよ体温が平常値よりも高い状態にあり、運動することでさらに高い温度まで上昇してしまうため、発熱時の運動は危険と言えます。

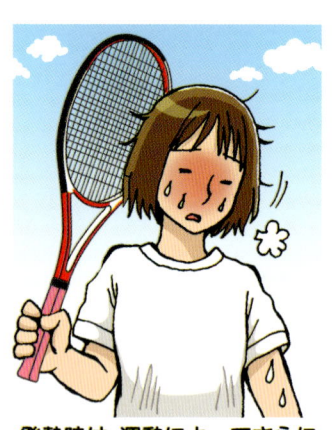

発熱時は、運動によってさらに熱が上がる

＊その他

腹痛や下痢など胃腸症状が伴う「夏かぜ」、食欲不振・疲労感が伴う「夏バテ」時には体力が低下します。いったん低下した体力は、症状の回復後すぐに戻るものではありません。普段は周りの人たちよりも体力に自信があり、熱中症にかかりにくいと思っている人でも、夏かぜや夏バテの後は注意しないと大変なことになります。体調の回復期には、本人も指導者も注意が必要です。

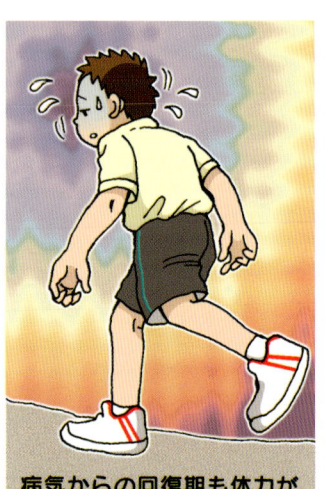

病気からの回復期も体力が落ちているので注意

第2章 熱中症の予防

日常生活と熱中症

　日常の生活習慣は熱中症の発症に影響します。

　まず、運動習慣は体力を増加させることがよく知られています。からだを動かすための体力（行動体力）はもちろん、様々なストレスに対する抵抗力（防衛体力）も増加します。逆に言えば、運動習慣のない者は熱中症にかかりやすいとも考えられます。

　睡眠は疲労の回復には欠かせないものです。夜更かしや寝付きが悪いなどで睡眠不足になると、前日の疲労を取り除くことができず、体調不良を招く原因にもなります。暑いときこそしっかり睡眠をとるようにしましょう。

　今や冷房は、暑い夏を快適に過ごすために必要不可欠な物となっています。最近の調査では、「エアコンがないと生きていけない」という、冷房依存度の高い子どもが増えています。夏の冷房は、確かにわたしたちの生活を快適にし、暑い夏の夜にも心地良く眠りにつかせてくれるようになりました。しかし、昼間1日中冷房の効いた部屋から抜け出せずにいる人が、急に暑い屋外に出たりすると、暑さに対する抵抗力がないため、熱中症になりやすいと言えます。普段から、適度に暑さを経験しておくことが、抵抗力を高める手段です。冷房の使い方について、もう一度考えてみましょう。

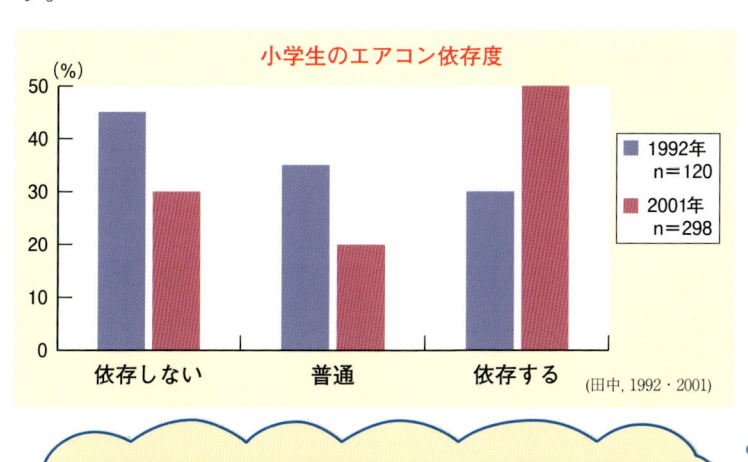

小学生のエアコン依存度

（田中, 1992・2001）

気をつけてね！

　いくら暑さになれるためと言っても、まったくエアコンを使わないでいれば、室内にいても熱中症になってしまうことがあるのです。使う時間を決めたり、冷房の設定温度を上げたりするなど、使い方を工夫するとよいですね。

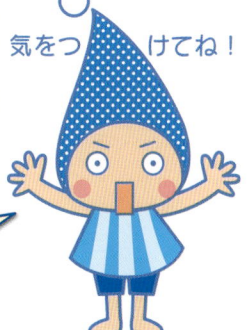

高齢者・乳幼児と熱中症

　高齢者、乳幼児とも体温調節機能が低いため、周りの人たちが熱中症から守ってあげることが大切です。

＊高齢者の場合

　高齢者、特に75歳以上の後期高齢者は、発汗能力が低下するうえに口渇感が感じにくくなるなど、体温調節機能が低下するため、熱中症を発症しやすいと言えます。基礎疾患（高血圧・心疾患・慢性肺疾患・肝臓病・腎臓病・内分泌疾患など）を患っている高齢者においては、熱中症発生を助長するような薬物（抗コリン作用薬＝発汗抑制作用など）の使用には注意が必要です。

　また、高齢者の場合は、熱中症事故の約半数が屋内で起こっています。湿度が高い浴室に入ったときや睡眠時にも熱中症が起こりやすいため、予防策として、お風呂や睡眠の前後に水分を補給することが効果的です。

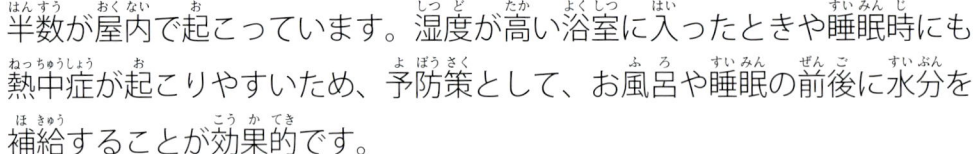

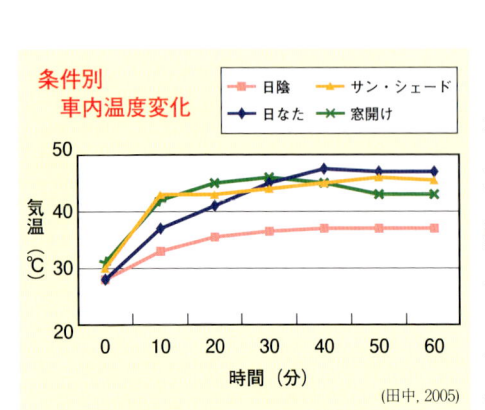

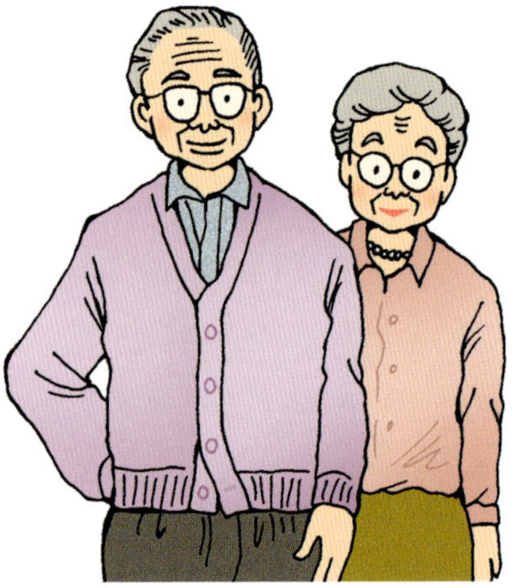

条件別 車内温度変化
（日陰／サン・シェード／日なた／窓開け）
（田中, 2005)

＊乳幼児の場合

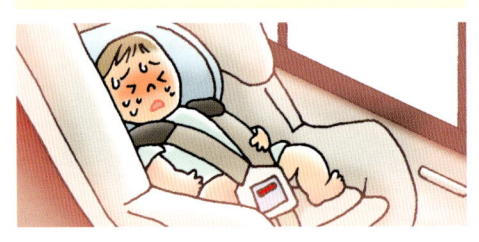

　乳幼児においても、体温調節機能が未発達なため、熱中症を起こす危険度が高いと言えます。毎年、乳幼児を自動車内に放置したことによる熱中症事故が報告されていますが、気温が30℃以上で日射があれば、停車中の車内の温度は、数分で40℃以上になります。季節にかかわらず、短時間であっても子どもを車内などに放置することは絶対にやめましょう。

6 服装と熱中症

◆ポイント◆
＊暑熱環境では、軽装を心がけよう
＊吸水・速乾性※に優れた素材の衣服も効果的
＊夏の屋外スポーツでは帽子は必需品

着衣条件による体温調節の違い

暑熱環境下において、熱放散の観点からすると何も着ていない裸体が最も汗を効率的に蒸発させる条件になります。しかし、衣服は雨、風、紫外線、寒さなどの自然環境や物理的、化学的刺激などからからだを保護する役割があるため、着衣は人間にとって欠かせないものです。そこで、熱中症予防として、熱放散が大きく、熱の獲得を最小限にできるような着衣条件を考えることが必要です。

※吸水・速乾性＝衣服素材の吸水性とは、からだから発せられた汗などの水分を吸い込んでその素材に（ぬれ）広がらせること。また、速乾性とは、素材から水分をいち早く蒸発させ乾かすことを言う。すなわち、吸水性があり、速乾性に優れた衣服素材は、からだから発せられた汗をより早く蒸発させるため、熱放散効果が高くなる。

着衣条件による熱の影響

裸体：受熱量 大、熱放散量 大
着衣：受熱量 小〜中、熱放散量 小

熱放散 ＞
受熱量 ＞

衣服の役割
・雨、風、紫外線などからからだを守る。
・脱ぎ着することで、体温を調節する。
・物理的、化学的刺激からからだを守る。　ほか

着衣と熱の放散

　熱中症予防の観点から着衣を見ると、熱と水分の移動特性が最も重要と言われています。つまり、熱や水分をいかに素早く吸収し発散できるかということです。熱や水分の移動には着衣を構成する布素材やデザイン、着方などが影響します。近年、熱・水分移動の面から快適な布素材が開発されていますが、なかでもポリエステルなどの合繊は、吸水・速乾性機能を持つ暑さに強い素材として注目されています。これらは主にスポーツアンダーウェアとして開発されています。

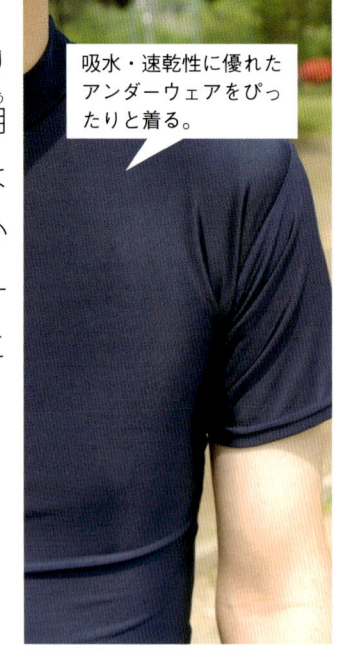

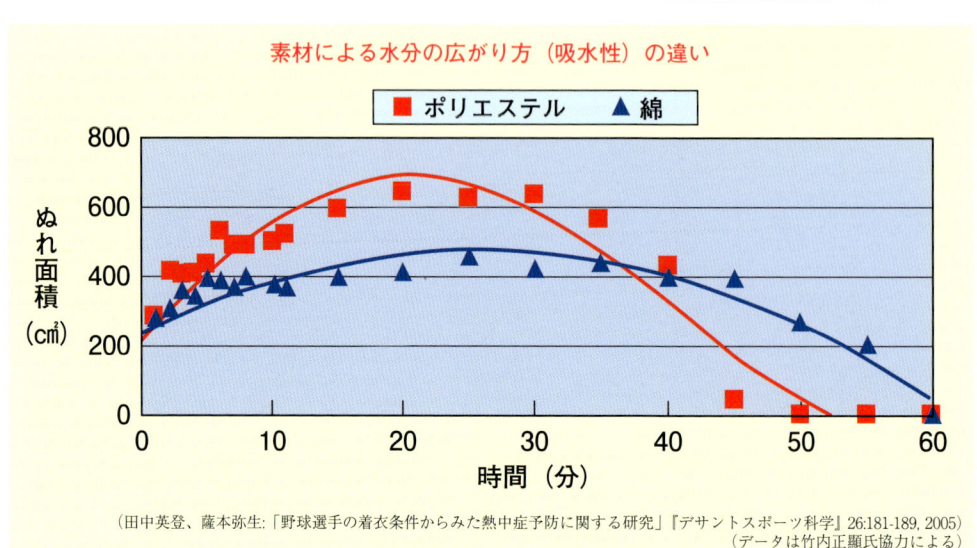

　下図は、ポリエステルと綿の布の水分の広がりを示しています。従来アンダーウェアとして使用されていた綿に比べると、ポリエステルの方がより速く水分を吸収し、蒸発させていることが分かります。このような吸水・速乾性に優れたアンダーウェアを、肌に密着するようにぴったりと着ることが、発汗による熱放散を効果的にします。

> 吸水・速乾性に優れたアンダーウェアをぴったりと着る。

素材による水分の広がり方（吸水性）の違い

■ ポリエステル　▲ 綿

縦軸：ぬれ面積（㎠）
横軸：時間（分）

（田中英登、薩本弥生：「野球選手の着衣条件からみた熱中症予防に関する研究」『デサントスポーツ科学』26:181-189, 2005）
（データは竹内正顕氏協力による）

衣服の着方や色

　暑さの中でのスポーツ時に適した服装として、素材のほかに考慮すべき点は、衣服の着方やその色などです。

　まず、スポーツ活動時の着方を考える場合、肌にぴたっとするような"タイト"な着方と、ある程度肌とウェアの間にすき間をあけた"ルーズ"な着方があります。気流・湿度・日射などの環境条件によってその効果も変わってくるため、どちらの着方が良いという答えは出せません。タイトな着方は、前述したような吸水・速乾性に優れた素材の衣服であれば効果的ですが、からだに密着しているため、息苦しいという感じを持つ場合もあります。一方、ある程度風がある場合は、ルーズ着用することで衣服内に大気が流れ、清涼感を感じることができます。

　衣服の色は、日射など熱の吸収に影響します。熱吸収率は黒色が最も高く、白色が最も低くなります。熱中症防止のためには、スポーツウェアは白色系のものを着たほうがよいでしょう。

　さらに、屋外では、頭部（脳）が日射によって高温になることを防ぐため、帽子の着用は不可欠です。また、野球やアメリカンフットボールなど全身を覆うような服装は、熱の放散がしにくくなります。暑い日の練習では、特に軽装を心がけましょう。

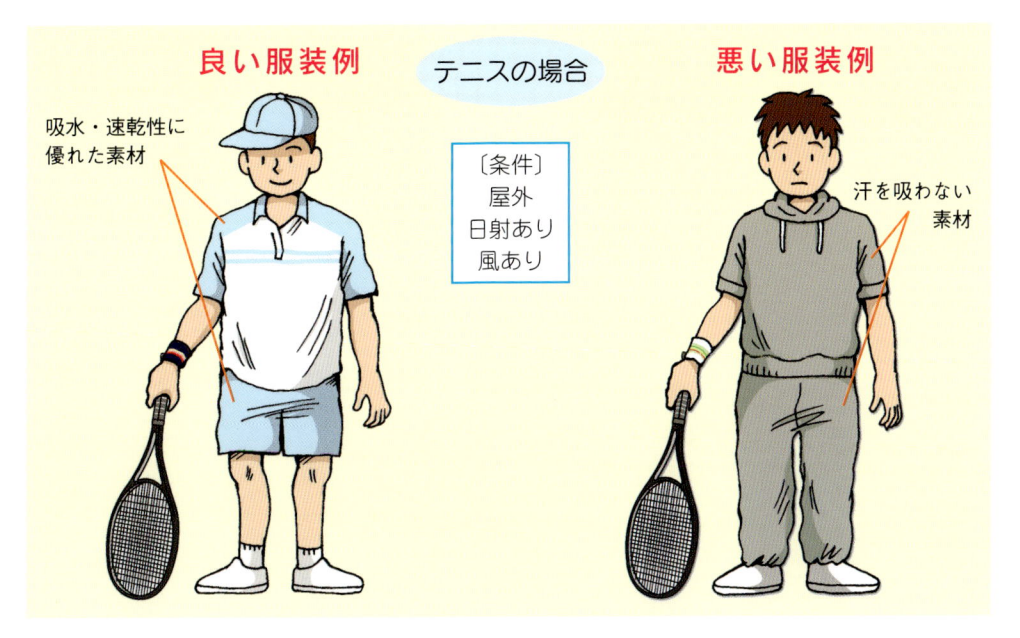

良い服装例　　テニスの場合　　悪い服装例

吸水・速乾性に優れた素材

〔条件〕
屋外
日射あり
風あり

汗を吸わない素材

熱中症による死亡事故例：学校行事中の事故

＊体育祭の練習中の事故

　2007年9月、中学3年生のC子さんは、体育祭の練習に参加した。練習は午後3時前から始まり、学級対抗リレーの位置確認などを行った。C子さんは、3時半ごろ集合した際に、突然前の生徒に寄りかかるようにして倒れた。教師らはAED（自動体外式除細動器）による心肺蘇生を行い、病院に搬送したが、午後5時前に死亡が確認された。死因は急性心臓死で、熱中症により誘発されたのではないかと見られている。

　当日の気温は31℃、湿度は56％で、学校側は、練習前にグラウンドに水をまいたり、熱中症への注意を促したりしていたという。

＊長距離競歩中の事故

　2007年9月、Dさんは、消防学校の「長距離競歩訓練」に参加していた。訓練は午後1時20分にスタートし、途中で休憩を取りながら、5時15分に17km先の消防学校に到着したが、ゴールの20〜30m手前でDさんが転倒しそうになった。教官が肩を貸してゴールさせようとしたが、直前で倒れ、すぐに病院に搬送されたが、翌日に死亡した。熱中症と見られている。

　この日の最高気温は26.3℃とそれほど高くはなく、休憩を5回取って水分補給も行っていたが、訓練では、重い荷物を背負い、厚手の救助服を着ていたという。

第3章

熱中症になったときの対応

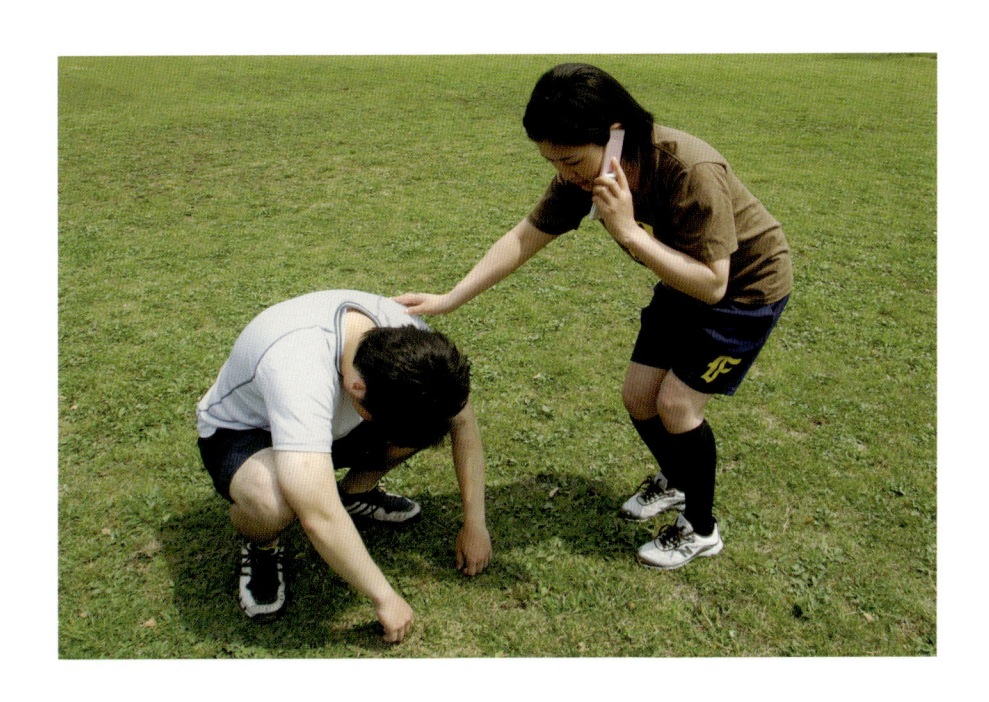

1 熱失神・熱けいれんの応急処置

◆ ポイント ◆
＊炎天下でのけいれん、意識障害は熱中症を疑おう
＊軽症から重症に移行する前に素早く適切な処置をとることが大切

熱失神

　熱失神は、炎天下の屋外などで、体温を逃がすために大量に発汗し、同時に皮膚や筋組織への血液需要が高まって血管を拡張するために、血圧が低下、脳へ供給される血液が不足して生じるものです。

【対応】　直射日光を避けて風通しの良い場所へ移動させ、衣服をゆるめあおむけに寝かせます。頭は枕などで高くせず、むしろ下肢を高くすることによって脳に行く血液を多くします（以上は、次項の熱けいれん、熱疲労、熱射病で休ませるときも同じ）。通常、熱失神は、体温は高くない状態のため、特に冷やす必要はありませんが、体温を測定し、確認しましょう。

　また、水分が補給できる場合には、少量ずつ飲ませるようにしましょう。

【注意点】　熱失神で倒れた場合、少しでも意識障害が伴っているときは、救急車を呼び医療機関で治療を受けることが必要です。

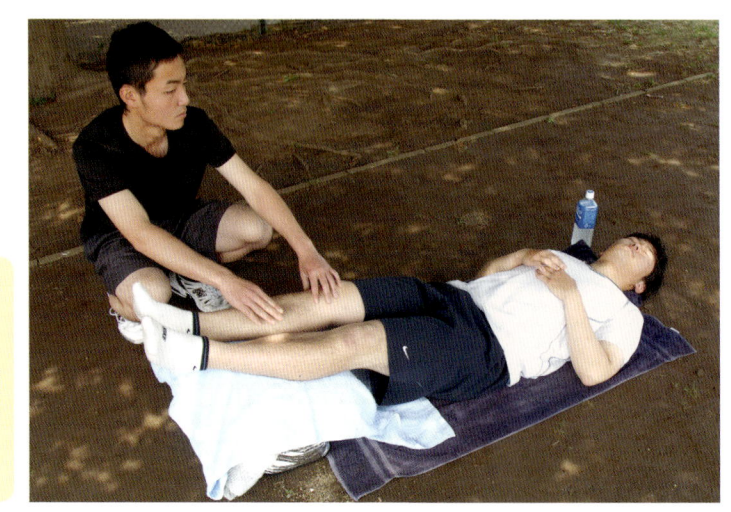

> 風通しの良い日陰や冷房の効いた場所へ運び、衣服をゆるめ、足を高くして休ませる。水分を補給。手足の先からからだの中心に向かってマッサージするのも良い。

第3章 熱中症になったときの対応

熱けいれん

　熱けいれんは、多量の発汗時に水だけを補給し、発汗によって失われた塩分を補給しなかったときに生じます。

【対応】 軽度の熱けいれんは、塩分を含んだ飲料（0.9％の食塩水が望ましい。その他スポーツドリンクなど）や食品を摂取することで治ります。重度の場合は、静脈から直接塩分と水分を補給することが必要なため、医療機関で治療します。

【注意点】 運動時に足などがけいれんすることはよくあります。その原因は様々ですが、多くの人が脚の筋を伸ばすだけで治そうとしている光景を見かけます。熱けいれんの原因は塩分不足ですので、いくら脚を伸ばしてもまたすぐにけいれんが再発してしまいます。暑い日のけいれんは、まず熱けいれんを疑い、水分・塩分補給に努めましょう。なお、軽度と判断しても水分と塩分を補給後に状態が良くならない場合には、医療機関での治療が必要です。

> 風通しの良い日陰や冷房の効いた場所へ運んで休ませ、0.9％の食塩水を飲ませると、通常回復する。吐き気などがあって飲めないときや、飲んでもけいれんが治まらないときは、ただちに医療機関へ送る。

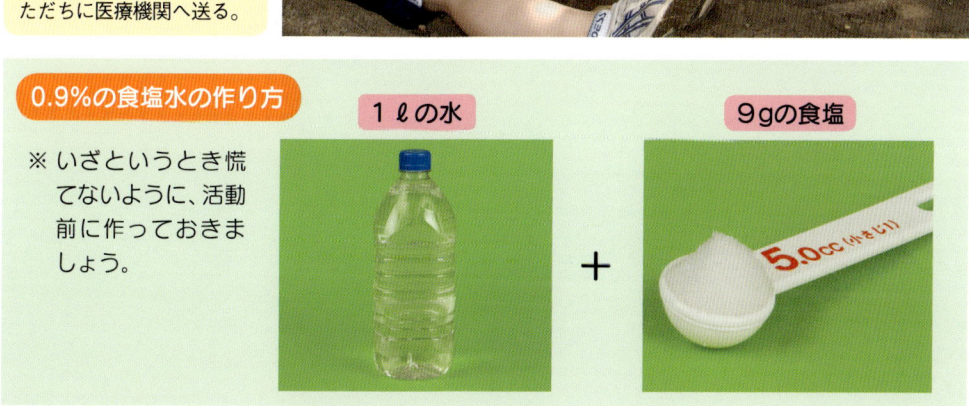

0.9％の食塩水の作り方

※ いざというとき慌てないように、活動前に作っておきましょう。

1ℓの水　＋　9gの食塩

47

② 熱疲労の応急処置

◆ポイント◆
＊熱疲労が疑われたら、日陰で足を高くして休ませ、意識や呼吸を確認
＊からだを冷やし、可能なら水分を補給する

熱疲労

熱疲労は、著しい発汗による脱水と血液循環不全、40℃以下の高体温の状態です。

【対応】 一次救命処置法※に基づき、意識確認、気道確保、呼吸確認、循環確認（脈を取る、など）を行います。これらに問題がなければ、体温を下げるためにからだを冷却し、体温を測定します。

からだの冷却法としては、氷のうやアイスパックなどを使用し、動脈が表皮に近い頸部、腋窩部や股下部を冷やすようにすると効果的です。また、体表面に水を霧状に散布し、うちわなどであおぐことも有効です。

> 風通しの良い日陰や冷房の効いた場所へ運び、衣服をゆるめ、下のような方法で体温を下げる。手足の先からからだの中心に向かってのマッサージも有効。吐き気などがなければ水分を補給する。回復したと思っても、運動は中止し、ただちに医療機関へ送る。

> 吐き気があるときなどに、無理に水分を摂らせようとすると、誤って気道に流れ込むなどして、危険です。自力で飲めないときは、医療機関での輸液が必要。

> 動脈が体表面近くにある、首、わきの下、足の付け根などを氷やアイスパックなどで冷やす。

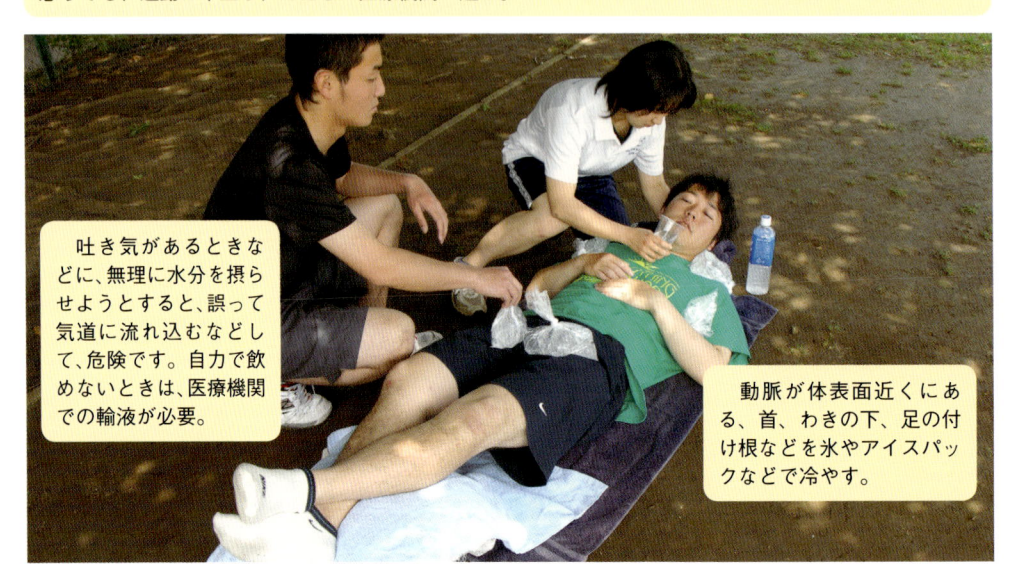

第3章 熱中症になったときの対応

水分補給として、特に脱水が進んでいる場合は経口補水液の摂取が効果的です。経口補水液は、下痢などの脱水時の補給水として開発されたもので、塩分濃度が高く、スポーツ飲料よりもより速くからだに吸収されます。

【注意点】 熱疲労は重篤な熱射病の前段階です。まずはその症状の重さを一次救命処置法で判断することが必要です。幸い中等度の熱疲労と判断された場合でも、回復を待ってから医療機関で診察を受けるようにしたほうが良いでしょう。

からだの冷却は、氷のうなどを直接皮膚に当てると、皮膚温だけが低下し、からだの内部は高温のままになってしまうことがあります。皮膚の表面だけが冷えすぎたために全身の震えが起こるなど、むしろ逆効果になりかねません。衣服を脱がせた場合は、冷却する部位にタオルやガーゼを挟むなどの工夫をしましょう。

※一次救命処置法＝倒れた人がいた場合に、いかに素早くできる範囲内の処置を行うことができるかが、命を救えるか否かのポイントとなる。専門の救急医療者が来るまでの処置を一次救命処置と呼び、処置手順としては、①状況の評価（感染防御、安全確認）→②初期評価［生理機能評価（呼吸、心臓循環、意識などの確認）］→③心肺停止状態の場合には蘇生法A（airway：気道確保）、B（breathing：人工呼吸）、C（circulation：血液循環、胸骨圧迫）を実施→④その他全身状態の観察（倒れた時の頭部等の損傷など）→⑤救急医療者への引き継ぎ（情報の伝達）。

一次救命処置の手順

① 状況の評価（周りが安全かどうかなどを確認する）
② 初期評価（呼吸や意識の有無などを確認する）
③ 心肺停止の場合

蘇生法A＝気道の確保
あごに手を当て、頭をそらし、中指と人差し指であごを引き上げる。

蘇生法B＝人工呼吸 2回
指で鼻をつまみ、胸がふくらむくらい息を強く吹き込む。

蘇生法C＝心臓マッサージ
1分間に100回のテンポで30回行う
両手を重ね、ひじを伸ばしたまま、胸の真ん中を強く圧迫する。

必要に応じて **救急車を要請**

④ その他全身状態の観察（けががないか、など）
⑤ 救急医療者への引き継ぎ（情報の伝達）

（協力：東京消防庁 救急部 救急指導課）

3 熱射病の応急処置

◆ポイント◆
* 少しでも意識障害があれば熱射病を疑う
* 一刻も早く救急車を要請し、同時にからだを冷やす
* 医療機関には、情報を整理して、正確に伝えよう

熱射病

熱射病は熱中症の中で最も重症を意味します。多量発汗による脱水、循環血液量減少、血液循環不全、40℃以上の高体温、意識障害、けいれん、麻痺ほか、さまざまな機能障害が生じています。

【対応】 中等度の熱疲労障害を過ぎると、最悪の熱射病に移行します。熱疲労時と同様にまず一次救命処置法を実施し、重症の熱射病と判断された場合、すぐに救急車を呼び、同時に強制的にからだの冷却を行いましょう。意識がない場合には、気道を確保し側臥位（横向け）にし、吐物の誤飲に注意します。必要に応じて心肺蘇生を実施します。

【注意点】 この状態は一刻も早く医療機関にバトンタッチしなくてはいけない深刻な状況です。救急車が駆け付けるまでの間、周りの人たちと連携を取りながら、救命に努めましょう。

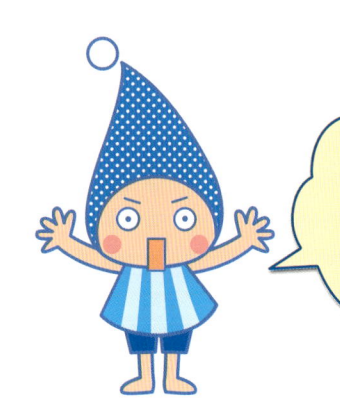

> **指導者の方へ**
> 万が一事故が起こったときにはどのように対応するか、「事故対応マニュアル」を作っておきましょう。
> 学校医などの指導も受けておくとよいですね。

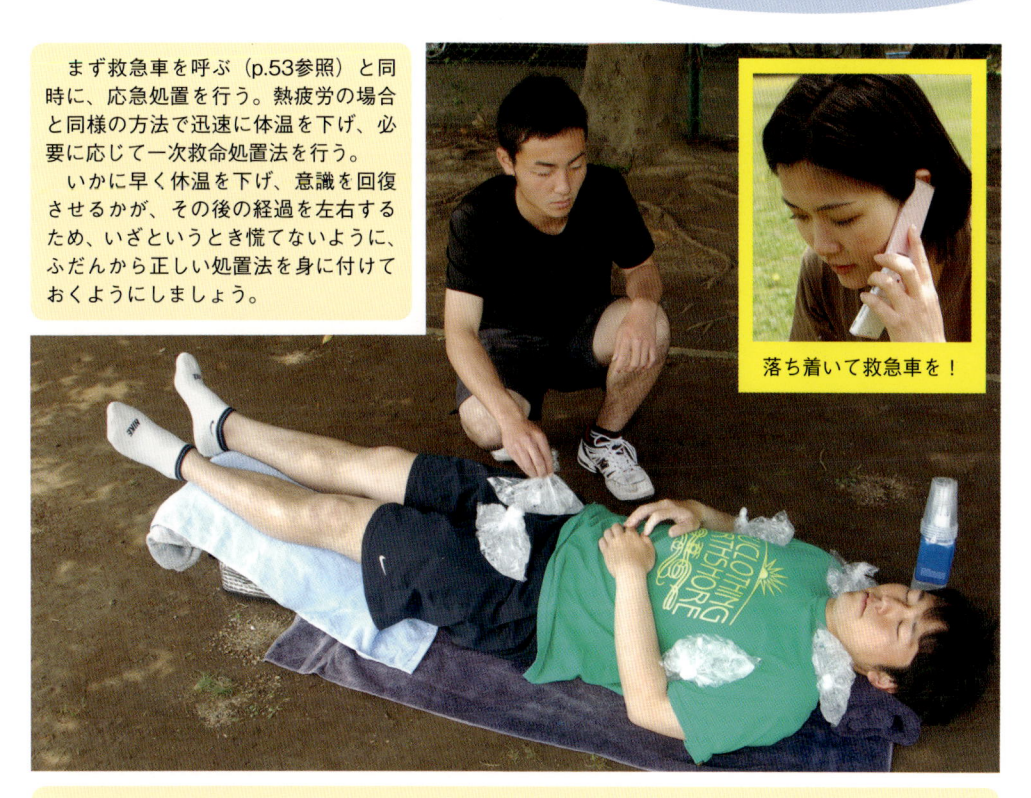

第3章　熱中症になったときの対応

まず救急車を呼ぶ（p.53参照）と同時に、応急処置を行う。熱疲労の場合と同様の方法で迅速に体温を下げ、必要に応じて一次救命処置法を行う。
いかに早く体温を下げ、意識を回復させるかが、その後の経過を左右するため、いざというとき慌てないように、ふだんから正しい処置法を身に付けておくようにしましょう。

落ち着いて救急車を！

水やスポーツ飲料などを口に含んで、まんべんなくからだに吹きかけ、あおぐのも有効。
救急車が到着したら、からだを冷やしながら、集中治療のできる病院へ一刻も早く運ぶ。

Japan Coma Scale（JCS）　意識レベルの表し方

Ⅰ　刺激しないで覚せいしている状態 （1桁の数で表す）	1	ほぼ意識清明だが、今ひとつはっきりしない。
	2	見当識（時・場所・人の認識）に間違いがある。
	3	自分の名前・生年月日が言えない。
Ⅱ　刺激すると覚せいする状態 （刺激をやめると眠り込む） （2桁の数で表す）	10	普通の呼びかけに目を開ける。
	20	大声で呼んだり、からだを揺するなどすると目を開ける。
	30	痛みの刺激を与えながら呼ぶと、かろうじて目を開ける。
Ⅲ　刺激をしても覚せいしない状態 （3桁の数で表す）	100	痛み刺激に対して、はらいのけるようなしぐさをする。
	200	痛み刺激に対して、少し手足を動かしたり、顔をしかめたりする。
	300	痛み刺激に反応しない。

このほか、R（不穏）、I（失禁）などの情報を付けて表す。

（太田富雄ほか：「急性期意識障害の新しいGradingとその表現法」『脳卒中の外科研究会講演集（第3回）』61-69, 1975を改変）

4 <まとめ> 熱中症は予防できる

　熱中症は、数ある障害の中でも原因、治療法、予防法がはっきり分かっている障害で、予防医学的には一次予防を中心に考えるべきでしょう。
　熱中症での一次予防は、暑さに負けない体力を付けることです。日ごろから、適度な運動をし、十分な睡眠を取り、そして偏りのない食事をすることにより、年齢に応じた正しい発育発達が成され、基礎的な体力が付きます。また、運動による温度刺激や自然の温度刺激を受けながら、暑さに強いからだが作られていきます。
　さらに、熱中症に対する正しい知識の普及が必要です。10年ほど前に、ある小学校で熱中症の講演をしたとき、「熱中症を知っている人は？」との問いかけに、「何かに熱中しすぎておかしくなってしまうこと」と答えた小学生がいました。当時はまだ、「熱中症」という言葉はあまり知られていないと感じました。しかしその後（財）日本体育協会を中心とした「スポーツ活動における熱中症事故予防のプロジェクト研究」が進んだことや、さらに近年の地球温暖化傾向などもあって、マスメディアにも多く取り上げられるようになりました。その結果、今日では小学生でもほとんどの者が「熱中症」という言葉を知っている、聞いたことがあるようになりました。しかし、実際の熱中症の発症メカニズムやその原因について理解している者は必ずしも多くはないのが現状です。熱中症は、周りの人が注意するのも必要ですが、当事者がその知識を持っているかいないかで、たとえ発症しても重症化するかどうかの違いが出てきます。年少時代からの熱中症知識の普及は、熱中症を予防する上で最善の方法と考えます。

第3章 熱中症になったときの対応

救急車の呼び方

　熱中症は、急に重症化することのある障害です。熱射病が疑われるときや、吐き気などで水分が補給できないときなどは、救急車を要請します。周りに大人がいないときは、落ち着いて１１９番をしましょう。また、同時に手当をしなければならない場合には、ほかに協力者を求めて、連絡をしてもらいましょう。

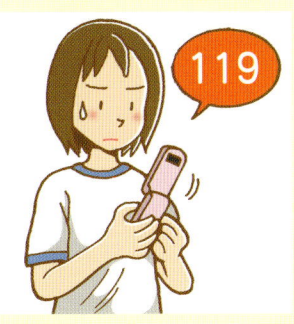

1．携帯電話や近くにある電話で、落ち着いて119番にかけ、「急患です」と言います。

2．救急車に来てほしい場所を伝えます。

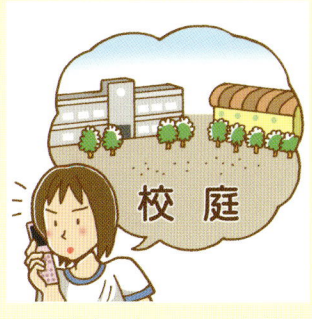

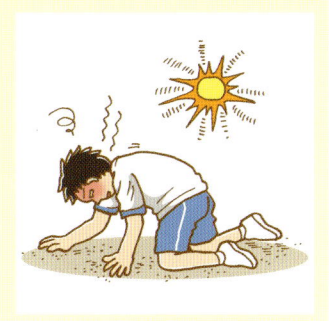

3．いつ・誰が・どのようになったかを分かる範囲で伝えます。

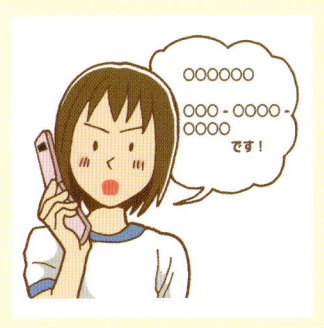

4．熱中症が疑われることも伝え、通報している人の名前と電話番号も伝えます。

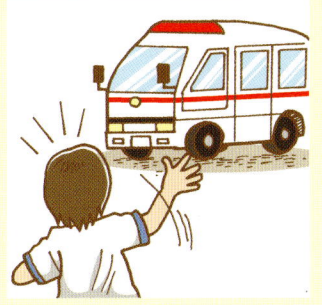

5．サイレンが聞こえたら、目立つよう合図を送り、救急車を誘導します。

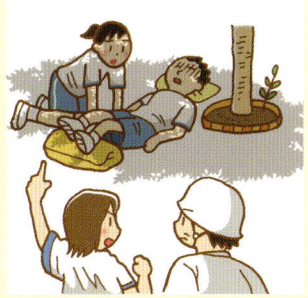

6．救急隊が到着したら、容態、手当の内容などを伝えます。

注意すること

　特に携帯電話からの連絡では、住所や目印を正確に伝え、救急車が到着するまで電源は切らないようにします。

医療機関への搬送の際に気を付けること

1．救急車を待つ間に、積極的に体温を下げましょう。
2．「暑い環境で、突然意識を失った」というような、熱中症に関係すると思われる情報は重要です。救急車を呼ぶときに必ず伝えるようにしましょう。
3．その場にいて状況を把握している人が、病院まで付き添いましょう。

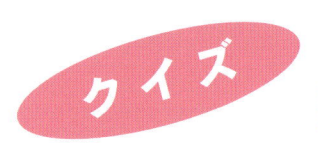

クイズ 熱中症の基礎知識

熱中症は、正しい知識を身に付けていれば防ぐことができます。また、万が一熱中症になってしまったときにも、どのように対処するかによってその後の経過が大きく変わってくる障害です。

あなたは、これから出題するクイズに答えられますか？

Q：熱中症になりにくいからだづくりのために、心がけたいことは次のどれでしょうか？
　ア　夏は冷房、冬は暖房の効いた場所で過ごし、1年を通して温度の変化を感じないようにする。
　イ　夏の暑さ・冬の寒さを十分体験できるよう、冷暖房は使用せず、我慢する。
　ウ　冷房や暖房の使い過ぎを避け、暑さや寒さといった温度ストレスを適度に受けるようにする。

A：ウ＝体温調節機能は、温度刺激を受けることで活発になります。とはいえ、暑い環境で我慢していると、室内にいても熱中症になることがあります。冷房の設定温度を1℃上げたり、使用時間を短くしたりするなど、エアコンの使い方を工夫しながら、適度な温度ストレスを受ける生活を心がけましょう。（→p.6）

Q：夏の屋外でスポーツをする場合に注意が必要なのは、次の誰でしょうか？
　ア　夕べから下痢をしていたが、今日はすっかり治ったA君。
　イ　肥満気味で、養護の先生に指導を受けているB君。
　ウ　昨日まで3日間、かぜをひいて休んでいたC君。

A：ア、イ、ウ＝下痢をしていたA君は脱水、かぜをひいていたC君は熱や体力低下によって、熱中症になりやすくなっていることが考えられます。また、肥満者は、熱中症の危険度が高いことが知られています。（→p.36,38）

Q：夏の屋外でスポーツをする場合の服装として適しているのは、次のどれでしょうか？
　ア　汗をよく吸い、すぐに乾く素材で白っぽい色のウェアを着用する。
　イ　汗をたくさんかけるように、通気性のない素材のウインドブレーカーを着用する。
　ウ　できるだけ直射日光を受けないように、長袖・長ズボンを着用する。

A：ア＝夏の運動時の服装としては、汗を蒸散しやすいように、吸水・速乾性に優れたものを選ぶことが大切です。また、熱を吸収しやすい黒色は避け、白っぽいものを着用しましょう。（→p.42,43）

第3章　熱中症になったときの対応

Q：暑い日のサッカー練習中に、D君がふくらはぎをけいれんさせてしまいました。このときの対処法として最も適しているのは、次のどれでしょうか？

　ア　日陰に連れて行って休ませ、吐き気がなければ、砂糖水を飲ませる。
　イ　日陰に連れて行って休ませ、吐き気がなければ、0.9％の食塩水を飲ませる。
　ウ　日陰に連れて行って休ませ、脚の筋を伸ばす。

A：イ＝熱けいれんは、大量の汗によって水分と塩分が失われたときに真水だけを補給することで起こります。0.9％の食塩水を摂らせれば通常は治りますが、それでも状態が改善されなかったり、吐き気などで水分が摂れないときには、ただちに病院に連れて行きましょう。（→p.47）

Q：剣道の練習中に、Eさんが頭痛と吐き気がすると言って座り込みました。熱もあるようです。このときの対処法として最も適しているのは、次のどれでしょうか？

　ア　足を高くして休ませ、首・わきの下・足の付け根を氷で冷やし、水分を補給させる。
　イ　頭を高くして休ませ、額を氷で冷やし、水分を補給させる。
　ウ　熱を下げるために、毛布をかけるなどして温める。

A：ア＝全身の血流が悪くなっている熱疲労が疑われるため、涼しい場所で衣服をゆるめ、足を高くして休ませる。全身を冷やすと共に水分を補給させる。手足の先からからだの中心に向かってのマッサージも有効です。熱疲労は、熱射病に移行することがあるので、迅速な対応が必要です。（→p.48,49）

感染症による発熱時の対応

　インフルエンザなどで発熱したときも、すぐに熱を下げなければいけないのでしょうか？

　インフルエンザなどの感染症になると、体温調節中枢は、通常は37℃くらいに設定している体温を高めに設定し直します。これは、熱を上げることで、熱に弱いウイルスの増殖を妨げるためです。つまり、インフルエンザのときに熱が出るのは、からだがウイルスと闘っている証拠でもあるので、すぐに熱を下げる必要はありません。発熱時（進行期：寒けがある）は体温を上げるため、部屋を温めて、布団をかけましょう（高熱の苦痛を和らげるため、頭は冷やすこと）。汗をかき、熱が下がりはじめたら（回復期）、汗をふいて乾いた衣服に着替えさせましょう。

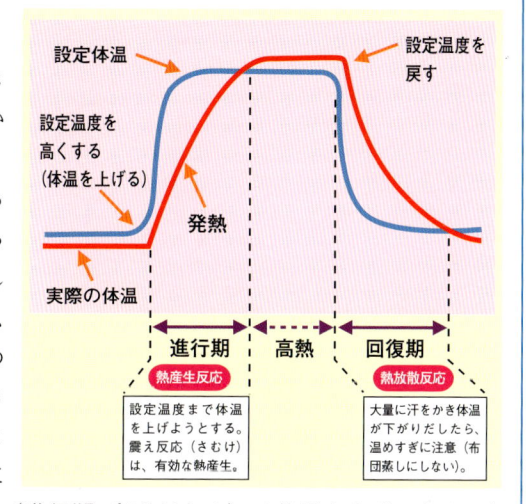

熱中症による死亡事故例：幼児や高齢者の事故

＊かくれんぼ中の事故

　2005年8月、4歳のＥちゃんが、保育所の廊下にある本棚（高さ37cm／幅43cm／奥行40cm）の中でぐったりしているのをお昼ごろに発見された。すぐに病院に運ばれたが、間もなく死亡した。Ｅちゃんは、午前10時ごろからクラスのみんなとかくれんぼをしていて本棚の中に入り、熱中症になったものと見られている。

　当日は曇りで一時は雨も降り、気温も午前11時で27.7℃とそれほど高くはなかった。しかし、湿度が77％近くあり、本棚の置かれている場所は風通しの悪い、じめじめした場所だったという。

＊就寝中の事故

　2007年8月、マンションでひとり暮らしのＦさん（84歳）が亡くなっているのが発見された。遺体はパジャマ姿で布団の上にあおむけになっていて、就寝中に熱中症になったものと見られている。

　この日の最高気温は35.9℃。発見されたとき、部屋では扇風機が回っていたが、エアコンはなく、窓も閉まっていて、室内はかなり蒸し暑い状態だったという。

　この女性に、特に持病はなかったという。

おわりに

　毎年7月になると「熱中症」に関するニュースが新聞やTVなど様々なメディアを通して見られます。私は中学時代、野球部で活動をしていましたが、毎夏の練習はやはり暑い中での長い練習が特徴でした。練習の合間の休憩時間においても、「水は飲んではいけない」との部のルールがあり、喉が渇いても顔を洗うことだけが許されていました。もちろん、誰にも経験があるかもしれませんが、監視する先輩の様子をうかがいながら水を飲んでいたことを思い出します。

　日本体育協会のプロジェクト「熱中症事故予防に関する研究」（班長　川原貴氏）が平成3年度にスタートし、文献調査、実態調査、基礎研究などが行われ、その後平成13年度までの11年間、熱中症予防に関する調査プロジェクトが進められました。私自身も平成9年度からこのプロジェクトに加わり、今日に至っています。これらのプロジェクトにより、熱中症予防のガイドラインとしては相当整備されたものが出来上がりましたが、地球温暖化が進んでいる現状において、スポーツ活動時の熱中症死亡者数は横ばい状態を示してはいるものの、いまだに絶えることがありません。これからは、指導者と活動者自身の熱中症に対する意識と知識の高さが要求されると思います。私の中学時代と同様の時代を経験した指導者には、「スポーツ活動中に熱中症で死ぬことはめったにない」との経験的な思いを持っている人も少なくないように感じます。昔と今は「環境」も「子ども」も変わっていることを自覚し、熱中症予防に努めていただければと願い、この本がその一助となれば幸いです。

　最後に、この本の執筆にご尽力いただきました少年写真新聞社　山部　富久美氏に深く感謝の意を表します。

〔付録1〕このページは、配布・掲示用としてコピーしてご使用ください。

見逃さないで！ 熱中症のサイン

　暑熱環境下の活動時に、次のような症状が起こったときは、熱中症を疑いましょう。サインを見逃さず、早い段階で対処することが大切です。

　　＊数秒間の失神。
　　＊めまい・立ちくらみ。
　　＊ズキズキする頭痛がある。
　　＊吐き気がある。
　　＊顔面蒼白になっている。
　　＊脈が弱く、速い。
　　＊唇のしびれがある。
　　＊呼吸の回数が多くなっている。
　　＊異常に多量に発汗している。
　　＊手足や腹部に、痛みを伴うけいれんを起こしている。
　　＊失神。
　　＊からだがぐったりし、力が入らない。
　　＊体温が上がっている（熱がある）。
　　＊皮膚が蒼白になり、血圧が低下している。
　　＊呼びかけに対する反応がおかしい。
　　＊まっすぐに歩けない。
　　＊おかしな言動をする。
　　＊ひきつけを起こしている。
　　＊意識がはっきりしない。意識がない。
　　＊体温が上がっているのに、汗をかかない。
　　＊呼吸困難。　ほか

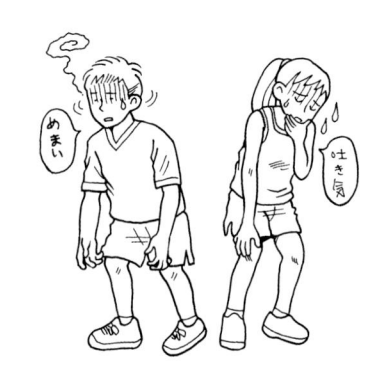

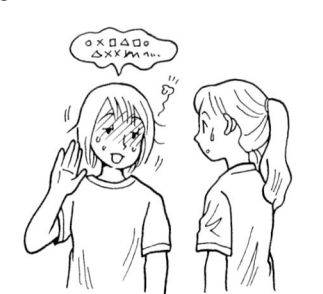

　　＜少しでも意識障害があるときは、ただちに救急車を呼びましょう。＞

〔付録２〕このページは、配布用としてコピーしてご使用ください。

熱中症危険度チェックシート

（　　）月（　　）日

（　　）年（　　）組・名前（　　　　　　　　　）

次の問いに対し、当てはまるものを○で囲み、質問に答えなさい。

1．この２、３日の間に、かぜをひきましたか？
　　　　　　　　　　　　　　（　はい　・　いいえ　）

2．この２、３日の間に、熱を出しましたか？
　　　　　　　　　　　　　　（　はい　・　いいえ　）

3．この２、３日の間に、下痢をしましたか？
　　　　　　　　　　　　　　（　はい　・　いいえ　）

4．そのほかに、体調で気になることはありますか？
　　　　　　　　　　　　　　（　はい　・　いいえ　）

（「はい」と答えた人）それはどんな症状ですか？
　　（　　　　　　　　　　　　　　　　　　　　　）

5．これまでに、熱中症になったことはありますか？
　　　　　　　　　　　　　　（　はい　・　いいえ　）

（「はい」と答えた人）それはいつごろで、どんな症状でしたか？
　　（　　　　　　　　　　　　　　　　　　　　　）

6．これまでに、運動中に体調が悪くなったことはありますか？
　　　　　　　　　　　　　　（　はい　・　いいえ　）

（「はい」と答えた人）それはどんな症状でしたか？
　　（　　　　　　　　　　　　　　　　　　　　　）

7．ふだん、よく汗をかく遊びやスポーツをしていますか？
　　　　　　　　　　　　　　（　はい　・　いいえ　）

8．夕べの睡眠時間は何時間ですか？
　　　　　　　　　　　　　　（　　　　　　時間　）

9．朝ごはんを食べてきましたか？
　　　　　　　　　　　　　　（　はい　・　いいえ　）

10．今、悩んでいることや気になっていることがありますか？
　　　　　　　　　　　　　　（　はい　・　いいえ　）

＊このチェックシートは、あくまでも参考資料としてご使用ください。
　実際の危険度は、現場の条件や個人差等によって異なります。
＊情報の取り扱いには、十分注意しましょう。

索 引

【あ】

汗	11
（暑さへの）抵抗力	19,26,27,35,38,39
意識障害	15,46,50,58
一次救命処置	48,49,50
一次予防	52
ウォーターローディング	33
エアコン依存度	39
塩分欠乏（不足）	8,13,47
嘔気	13
温度受容器	9
温度ストレス	6,16,54
温熱ストレス	8,16,18,24
温熱中間域	16

【か】

過呼吸	15
からだの冷却法	48,49,50,51
強制摂取法	34
虚脱感	14
気流計	17
けいれん	13,15,47,50,55,58
血圧低下	14
血液の塩分濃度	13
喉渇感	13
高体温	8,14,15,48,50
行動生調節反応	9
高齢者	40
黒球温度計	18

【さ】

湿球黒球温度（WBGT）	23
失神	12,14,58
自発的脱水	13,31
死亡事故	20,26,28,35,44,56
自由飲水法	34
障害者	37
食塩水	32,47,55
ショック症状	14
暑熱順化	26,27
暑熱障害	12
自律性調節反応	9
自律性熱放散手段	10,16
心肺蘇生	50
水分補給	13,27,30,32,33,34,35,46,47,48,55
水分補給の原則	32
水分補給量	30,33
頭痛	14,15,58
スポーツ飲料	31,32,47

60

【た】

体温調節（機能）	6,8,9,11,15,17,40,54
体温調節障害	37
体温調節反応	9
多臓器不全	15
脱水	8,11,14,15,48,50,54
脱水状態	11
（多量の）発汗	11,13,14,31,58
炭酸飲料	31
地球温暖化	4,5,52,57
電解質	11,13,14,30

【な】

日射病	8
日本体育協会	22,29,33,52,57
乳幼児	40
熱吸収率	43,54
熱けいれん	12,13,46,47,55
熱失神	12,35,46
熱射病	12,15,46,49,50,53,55
熱中症―死亡者数	5
―スポーツ種目	28,29
―とは	8
―予防8か条	22
―予防情報	24
―予防運動指針	29
熱の産生（量）	9,10,16
熱の放散	8,9,16,17,30,36,41,42
熱疲労	12,14,46,48,49,50,55

【は】

吐き気	13,14,15,48,55,58
発汗―機能	6,10,37
―反応	9
―量	10,13,14,27,30,31
ヒートアイランド	4,5
（ヒトの）体水分量	11
皮膚蒼白	14
非震え反応	9
肥満	36,54
疲労感	14
頻脈	12
輻射（熱）	9,18,23,24
震え反応	9
ベルグマンの法則	36

【ま】

麻痺	50
めまい	12,14,15,58

【ら】

緑茶	31

【A〜Z】

WBGT	22,23,24,26,29,30

＜参考文献・資料＞

・薩本弥生 編、田中英登ほか『快適ライフを科学する』丸善株式会社（2003）
・相原康二 編、田中英登ほか
　『ニューロサイエンスと子どものこころとからだ』田研出版（2007）
・（財）日本体育協会「スポーツ活動中の熱中症予防ガイドブック」（2006）
・日本生気象学会「日常生活における熱中症予防指針」Ver.1
・井上芳光ほか「子どもと高齢者の熱中症予防策」
　『生気象学会雑誌』41：61-66、日本生気象学会（2004）
・田中英登「運動と体温調節―子どもの体温調節―」
　『体育の科学』54:777-780、杏林書院（2004）
・田中英登、薩本弥生「野球選手の着衣条件からみた熱中症予防に関する研究」
　『デサントスポーツ科学』26、石本記念デサントスポーツ科学振興財団事務局
　（2005）
・中山昭雄 編『温熱生理学』理工学社（1981）
・太田祥一 編著『スポーツファーストエイドマニュアル』文光堂（2007）
・入来正躬 編『体温調節のしくみ』文光堂（1995）
・国立環境研究所ホームページ「熱中症患者速報」
　（http://www.nies.go.jp/health/HeatStroke/spot/index.html）
・安岡正蔵ほか「熱中症（暑熱障害）Ⅰ～Ⅲ度分類の提案」
　『救急医学』23：1119-1123、へるす出版（1999）
・日本気象協会「熱中症予防情報」（http://www.tenki.jp/heat/index.html）
・財団法人 日本学校保健会「日本学校保健会調査レポート」
　（http://www.hokenkai.or.jp/1/1-2/1-21/1-21-7.html#rink3）

著者紹介

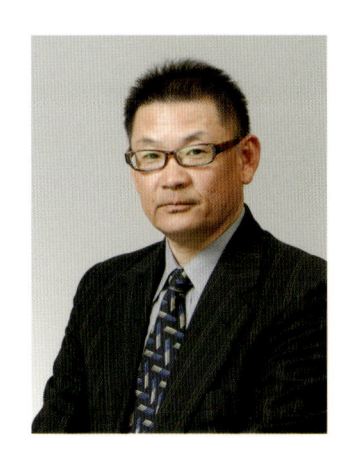

田中　英登
（たなか・ひでと）

横浜国立大学教育人間科学部教授、医学博士
1957年　東京都生まれ
1981年　筑波大学体育専門学群卒業
1983年　筑波大学大学院修士課程健康教育学科修了
1983年　大阪大学医学部助手
1990年　横浜国立大学教育学部講師
1991年　横浜国立大学助教授
1994年　米国デラウェア大学客員研究員（併任、〜 1995年）
2004年　横浜国立大学教育人間科学部教授

専門分野：環境生理学（温熱環境）、運動生理学
著書：
・『快適ライフを科学する』（薩本弥生編　丸善株式会社、2003）
・『ニューロサイエンスと子どものこころとからだ　──いい脳を育てるインターフェースになろう』（相原康二編　田研出版、2007）
社会活動：
・スポーツ活動時の熱中症予防普及活動
・NPO法人YNUスポーツアカデミー常任理事
・日本生気象学会幹事
・日本運動生理学会理事

知って防ごう熱中症

2011年8月1日 初版第3刷 発行

著　　　者	田中 英登
発 行 人	松本 恒
発 行 所	株式会社　少年写真新聞社
	〒102-8232　東京都千代田区九段北 1 - 9 -12
	TEL 03-3264-2624　FAX 03-5276-7785
	URL http://www.schoolpress.co.jp/
印 刷 所	図書印刷株式会社
	©Hideto Tanaka 2008 Printed in Japan
	ISBN978-4-87981-253-7 C0037
	NDC493

スタッフ　編集：少年写真新聞社書籍編集課　DTP：金子 恵美　校正：石井 理抄子　イラスト：五十嵐 綾　／編集長：野本 雅央

定価はカバーに表示してあります。本書を無断で複写・複製・転載・デジタルデータ化することを禁じます。
落丁・乱丁本は、お取り替えいたします。